Aceites esenciales

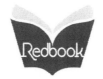

Aceites esenciales

Julianne Dufort

esenciales

ROBIN
BOOK

© 2017, Julianne Dufort

© 2017, Redbook Ediciones, s. l., Barcelona

Diseño de cubierta: Regina Richling

Diseño interior: Regina Richling

ISBN: 978-84-9917-428-0

Depósito legal: B-663-2017

Impreso por Sagrafic, Plaza Urquinaona 14, 7º-3ª

08010 Barcelona

Impreso en España - *Printed in Spain*

Índice

Introducción

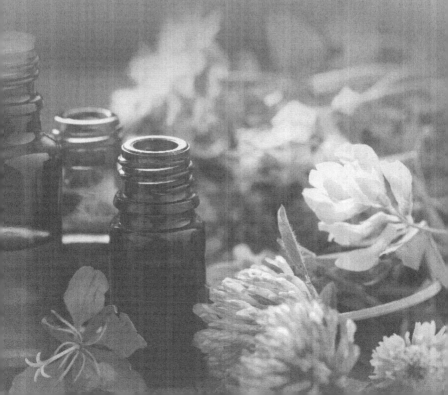

Cuando una persona entra en un hogar se ve acogido un ambiente en el que predominan determinados colores, diseños de muebles, sonidos y aromas. El aroma de ciertas plantas se debe a la presencia de aceites esenciales, que no son más que una representación concentrada y dinámica de las propiedades armonizantes de las plantas. Los aceites esenciales son substancias que se extraen de las plantas por medio de procesos como la destilación.

El uso de los aceites esenciales permite un retorno directo a la naturaleza. Son sustancias placenteras y fáciles de usar. Afectan increíblemente a las emociones, debido a sus propiedades psicoactivas. Es por eso que muchos aromas florales se recomiendan como antidepresivos o como afrodisíacos.

El aceite esencial suele llevar el nombre de la planta de la cual deriva, como el jazmín o la lavanda, aunque hay una serie de excepciones, como el nerolí, que se extrae de la flor de azahar. Se obtiene a partir de las flores, las hojas, los tallos, las raíces, los frutos o las semillas, y a veces de toda la planta. Incluso es posible obtenerlo de ciertas cortezas o maderas, que producen gomas y resinas a partir de las cuales se extrae el aceite esencial.

Pueden llegar a nuestro organismo a través de la piel o por vía respiratoria. Al ser ricos en vitaminas y ácidos grasos insaturados, hidratan, nutren y permiten la penetración de los activos benéficos en la dermis y la epidermis. Por vía respiratoria, cuando el aroma entra en la cavidad nasal, activa el sistema límbico del cerebro: es la parte relacionada con la memoria y las emociones. Algunos terapeutas pueden indicar la ingestión de píldoras a través del sistema digestivo, pero en cualquier caso se ha de hacer de una manera controlada por un especialista.

Además de los usos terapéuticos, los aromas esenciales tienen una gran variedad de usos: pueden servir para aromatizar una habitación, para combatir el insomnio e incluso para ayudar en la meditación y ayudarnos a conectar con nuestro ser interior.

Este libro le servirá como una guía muy útil para adentrarse en el conocimiento de los aceites esenciales, unas auténticas joyas del reino vegetal que le ayudarán a gestionar mejor su salud y su bienestar.

1. Antecedentes de la aromaterapia

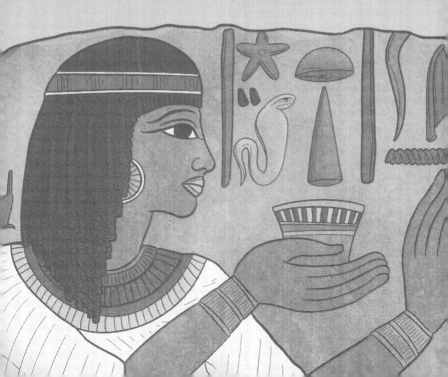

Breve historia de los aceites esenciales

Utilizados como elementos curativos, los aceites esenciales vienen empleándose desde hace más de 3.500 años. Eran utilizados como elementos cicatrizantes o protectores de los malos espíritus, generalmente asociados a rituales religiosos.

En el Neolítico, por ejemplo, el hombre descubrió que plantas como el olivo o el sésamo contenían un aceite graso que se podía extraer mediante presión. Las hierbas no solo se empleaban pues, en la alimentación, sino que se extraían fragancias que se utilizaban para el cuerpo y el cabello. Las antiguas civilizaciones dieron al empleo de las plantas aromáticas una función mágica y religiosa que tenía como objetivo la purificación y la conexión con los dioses. No en vano, el término perfume significa "a través del humo" y como tal era concebido como humo etéreo que purificaba y conectaba con los dioses.

En China se hacía un amplio uso de las esencias y las plantas aromáticas, que las empleaban con fines terapéuticos, cuidados de belleza y también culinarios. Es de esta civilización oriental de la que se disponen los primeros datos escritos sobre las propiedades curativas de los aceites esenciales y las técnicas para su extracción y su uso.

En el Antiguo Egipto el uso de los aceites esenciales era ya una práctica habitual. Los recipientes encontrados en las tumbas de los faraones tenían la función de conservar los ungüentos y los aceites esenciales destinados a los fines religiosos. En algunas vasijas encontradas en los últimos años se pueden encontrar, de forma solidificada, esencias como el incienso mezclada con grasa animal.

Las familias más importantes en el Imperio babilonio utilizaban los aceites esenciales con regularidad. Hasta que su uso se popularizó entre las clases más bajas y se establecieron rutas comerciales: el negocio de las esencias y perfumes empezaba a ser lucrativo. Incienso, cedro, sándalo, mirra y otros aromas comenzaron a formar parte de la vida cotidiana de la gente.

Si en un principio su uso fue religioso o mágico, después pasó a tener un empleo cosmético y más tarde se descubrieron sus propiedades curativas. Papiros encontrados de estas antiguas civilizaciones mencionan recetas y remedios para un buen número de dolencias. Así, es sabido que la mirra se usaba como antiinflamatorio y como poderoso antiséptico. Los recipientes donde se guardaban estos aceites eran de alabastro, vidrio, madera o marfil.

Griegos y romanos se iniciaron en la práctica del comercio de perfumes, fragancias y resinas mezcladas con aceites vegetales. Para los griegos, las plantas aromáticas tenían un carácter divino: los dioses eran quienes habían creado los perfumes y habían transmitido su conocimiento a los mortales a través de la ninfa Eone. En los Juegos de Olimpia, los atletas protegían sus cuerpos con ungüentos y polvos aromáticos. En Roma proliferaron las termas, siendo las de Caracalla las más famosas de todas y unas de las más grandes. El gusto de los romanos por la perfumería fue incluso superior a la de sus antecesores los griegos. Plinio el Viejo llegó a catalogar más de sesenta aromas diferentes y Ovidio escribió un libro sobre cosmética del que se conserva un fragmento.

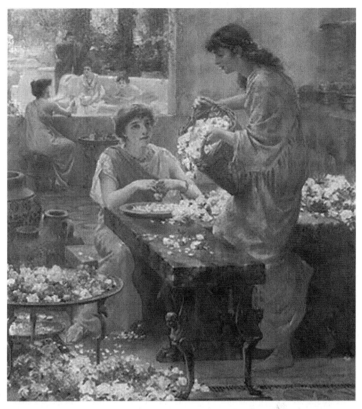

Con la caída del Imperio romano los bizantinos retomaron el gusto por la perfumería, consiguiendo unas altas cotas de desarrollo debido al comercio floreciente con los países árabes y asiáticos. Y es que de China procedían los primeros documentos escritos que hacían referencia a las propiedades curativas de los aceites vegetales.

Un paso muy importante tuvo lugar en Europa con el descubrimiento de la destilación y por consiguiente de la alquimia. El médico árabe Avicena consigue extraer el aceite esencial de las plantas a través de este método. Los cruzados procedentes de Oriente se encargaron de llevar a Europa las buenas nuevas sobre este arte. Es un momento en que la medicina herbal adquiere gran importancia para combatir las infecciones. La peste que arrasa Europa mermó notablemente la población, siendo las plantas y los preparados aromáticos unos vitales aliados que consiguieron en buena medida frenar su propagación.

En 1190 el rey Felipe de Francia reconoció el oficio de perfumista, creando unos puntos de venta y la formación que debía recibir el artesano. Dos siglos más tarde, en Hungría, se elaboraría el primer perfume con base de alcohol, consiguiendo así fijar y absorber con mayor intensidad los aceites esenciales.

El descubrimiento del Nuevo Mundo aportaría el conocimiento de nuevas plantas y variedades exóticas hasta aquellos momentos, lo que daría lugar a una intensificación de la fabricación de aceites esenciales. El estudio de los herbolarios cobraría un nuevo impulso, especialmente en la Gran Bretaña, que cultivaría con pasión el estudio de plantas y jardines florales.

En Europa los aceites esenciales se han venido utilizando en perfumería desde el siglo XVI, cuando el científico alemán Hyeronymus von Braunschweig escribió el primer manual técnico sobre destilación. Dos siglos más tarde se empezarían a emplear los aceites esenciales destilados de naranja, romero, lavanda y bergamota.

Con el impulso de la química en el siglo XIX se experimenta con los remedios vegetales en los laboratorios: los productos así obtenidos resultan más baratos y de más fácil su elaboración. El francés Chamberland demuestra en 1887 el poder antiséptico de los aceites esenciales y, más tarde, en 1910, el inglés Martindale hace lo propio con su poder antiinfeccioso.

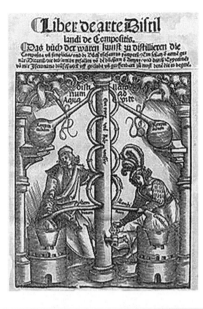

Fechas clave en la evolución de los aceites esenciales

- **3500 aC:** Los egipcios fueron los primeros en hacer uso extensivo de la aromaterapia y las hierbas aromáticas, e incluyeron su uso con propósitos religiosos, cosméticos y medicinales.

- **3000 aC:** Al mismo tiempo, los chinos también hicieron uso de hierbas y plantas aromáticas. La idea era retomarlo como una parte integral del sistema medicinal ayurveda, originario de la India.

- **460-377 aC:** La sabiduría medicinal de los egipcios fue asumida por los antiguos griegos. El médico más reconocido de esa época, Hipócrates, trataba pacientes utilizando aceites esenciales.

- **25 aC- 450 dC:** Los romanos nuevamente tomaron la sabiduría medicinal de los griegos y fueron fervientes defensores de la higiene para promover la salud y además tuvieron mucha confianza en la aromaterapia y el poder de las fragancias.

- 900-1037: Tras el Imperio romano, los árabes continuaron con las enseñanzas sobre aceites esenciales de Grecia, Roma, China y la India. Durante este tiempo el médico persa Avicena perfeccionó el proceso de destilación de aceites esenciales.

- El Oscurantismo: Los monjes que atendían a los enfermos continuaron utilizando hierbas medicinales pero el enfoque holístico de Hipócrates, por ese tiempo, había desaparecido por completo. Los métodos holísticos regresaron posteriormente durante el periodo del Renacimiento y se usaban para curar la lepra.

- 1910: El químico y perfumista francés René Maurice Gattefosse aprendió que el aceite de lavanda puede utilizarse como tratamiento luego de usarlo para tratar una quemadura en su mano. Además aprendió que pequeñas cantidades de aceites esenciales son absorbidas por el cuerpo e interactúan con la química corporal.

- 1930: El término moderno aromaterapia es acuñado por René Maurice Gattefosse.

- Segunda Guerra Mundial: El doctor Jean Valnet usa aceites para tratar soldados heridos con mucho éxito.

- 1950: En los años cincuenta, se comienzan a usar aceites esenciales en terapias de masaje. Los aceites diluidos se mezclaban con aceites vegetales y se masajeaba sobre la piel usando una técnica tibetana, que consistía en aplicarlo en terminaciones nerviosas y a lo largo de la columna vertebral.

A finales del siglo XIX empezaron a utilizarse en Europa para producir los primeros antibióticos y, en la Primera Guerra Mundial, esencias como las de romero o del árbol del té se emplearían en los hospitales como antisépticos naturales.

A principios del siglo XX aparece la aromaterapia como práctica terapéutica, cuando el perfumista francés René Gattefose sufrió un accidente que cambiaría para siempre la historia de esta terapia. Investigando en su laboratorio sufrió un percance que le dañó la mano, causándole graves quemaduras. Su espontánea reacción fue sumergir su mano dañada en un recipiente con agua de lavanda. Entonces comprobó que el dolor se atenuaba al instante. Y no solo eso. En los días posteriores comprobó que no desarrollaba ninguna infección y que sus heridas cicatrizaban de manera rápida y limpia. Fue entonces cuando percibió el enorme potencial que tenían las hierbas aromáticas y decidió investigar más sobre ellas.

A este pionero de la aromaterapia pronto se unieron otras voces, como la de de la australiana Marguerite Maury, que en los años setenta propuso la aplicación de los aceites para masajes, o el británico Robert Tisserand, que sería el primer autor en publicar un tratado sobre aromaterapia.

2. Los efectos benéficos y curativos de las plantas

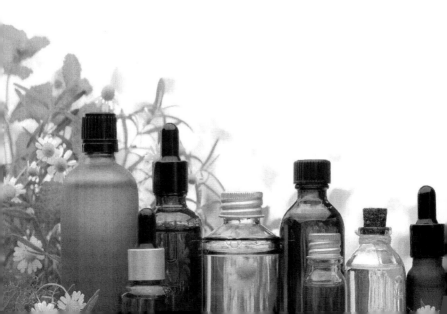

El descubrimiento de los efectos curativos de las plantas tal vez haya sido una cuestión de ensayo y error para el hombre primitivo. Lo cierto es que, una vez conseguido, su conocimiento empezó a transmitirse oralmente generación tras generación. Hasta que alguien decidió poner negro sobre blanco y escribió los primeros herbarios. En ellos se describen las primeras extracciones acuosas que se hacían vertiendo agua caliente sobre la hierba en cuestión, o bien hirviéndola a fuego lento.

La forma de aplicación primera de las hierbas fue en forma de cataplasmas. Los ungüentos se preparaban colocando la hierba en grasa de cerdo hasta que esta quedaba saturada con las propiedades de la hierba. Después, la grasa se fundía y se dejaba enfriar en jarras.

Propiedades de las plantas

Las plantas medicinales contienen principios activos, esto es, compuestos que actúan sobre el organismo. Algunos de estos compuestos han sido aislados y se emplean en las medicinas y medicamentos modernos. El hecho de que una sustancia proceda de una planta no quiere decir que no tenga efectos secundarios potencialmente peligrosos.

Las propiedades de las medicinas específicas se dividen en categorías de acuerdo con sus efectos fisiológicos. Por ejemplo, una medicina o preparación determinada puede ser analgésica (que calme el dolor) o carminativa (que expulse los gases). Los aceites esenciales específicos pueden clasificarse del mismo modo.

- Afrodisíacas: Aumentan el deseo sexual la salvia, el hinojo, el jazmín, el nerolí, el pachulí, la rosa, el romero, el sándalo y el ylang ylang.

- Analgésicas: Son calmantes de cualquier dolor la bergamota, el cayeputi, la manzanilla, la lavanda, la menta, el romero y el árbol del té.

- Antidepresivas: Ayudan a combatir la depresión la albahaca, la bergamota, la manzanilla, la salvia esclarea, el geranio, el jamín, la lavanda, la melisa, el nerolí, la naranja, la rosa, el sándalo y el ylang ylang.

- Antiespasmódicas: Son las que alivian el espasmo y los calambres, como la pimienta negra, el cayeputi, la manzanilla, la salvia esclarea, el eucalipto, el hinojo, la enebrina, la lavanda, la mejorana, la naranja (dulce), la rosa o el romero.

- Antiinflamatorios: Reducen la inflamación el cayeputi, la manzanilla, la lavanda, la menta y la rosa.

- Antisépticos: Se encargan de matar los microorganismos la bergamota, el eucalipto, la enebrina, la lavanda, el limón y el limoncillo, la naranja dulce, el pino, el romero, el sándalo, el árbol del té y el tomillo.

- Astringentes: Contraen los tejidos y reducen la afluencia de secreciones y flujos el cedro, el ciprés, el incienso, el geranio, el limón, la mirra, el pachulí, la rosa, la salvia y el sándalo.

- Carminativos: Alivian la flatulencia la manzanilla, el cardamomo, el clavo de olor, el hinojo, el jengibre, la menta y la menta verde.

- Cicatrizantes: Estimulan la formación del tejido de las cicatrices el incienso, la lavanda, el nerolí, la rosa y el sándalo.

- Desodorantes: Combaten el olor corporal la citronela, el ciprés, el eucalipto, la lavanda, el romero y el árbol del té.

- Diuréticos: Favorecen el flujo de orina el cedro, el ciprés, el hinojo, el geranio, el pomelo, la enebrina, la lavanda, el limón, el pachulí y la salvia.

- Emenagogos: Inducen o estimulan el flujo menstrual la albahaca, la manzanilla, la salvia esclarea, el hinojo, la lavanda, el limón, la salvia española y el sándalo.

- Estimulantes: Excitan y aumentan la función física o mental la pimienta negra, el geranio, la rosa, el romero, el tomillo, la albahaca, el eucalipto, el limón, el limoncillo, la menta, el árbol del té y el tomillo.

- Fungicidas: Inhiben el desarrollo de hongos microscópicos como el árbol del té.

- Hepáticos: Son tonificantes del hígado como la manzanilla, el cardamomo, el limón, la menta y la rosa.

- Hipertensivos: Se encargan de elevar la presión sanguínea, como el romero.

- Hipotensivos: Bajan la presión sanguínea demasiado alta el geranio, la lavanda, el limón, la melisa y el ylang-ylang.

- Nervinos: Tónicos para trastornos nerviosos como la albahaca, el laurel, la bergamota, la manzanilla, la mejorana, la melisa, el nerolí, la naranja, el pachulí, la menta, la rosa, la salvia española y el sándalo.

Julianne Dufort

- Rubefacientes: Se encargan de estimular el suministro de sangre periférico como la pimienta negra, el cayeputi, el coriandro, el eucalipto, el jengibre, la enebrina y el romero.
- Sedantes: Su acción es calmar y tranquilizar, como la manzanilla, la salvia esclarea, la mirra, la mejorana, el nerolí, el sándalo y el ylang ylang.
- Tonificantes: Fortalecen el organismo en general, aumentando la sensación de bienestar la albahaca, el incienso, el geranio, el limón, la melisa, la mirra, la rosa y el sándalo.

Los aceites esenciales, en cantidades ínfimas que son absorbidas por el torrente sanguíneo y los tejidos a través de la piel pueden dar notables beneficios terapéuticos tanto física como mentalmente.

Es plausible la idea que algunas moléculas presentes en los aceites esenciales actúen como hormonas, estableciendo una relación con las propias hormonas de la persona y viajando a través de los distintos sistemas del organismo, revitalizando y regulando las respuestas emocionales y físicas que ofrece.

Los aceites esenciales estimulan las defensas del cuerpo contra las infecciones. A este respecto, algunas esencias resultarían más efectivas que otras, como por ejemplo la del árbol del té. Trabajan en la formación de glóbulos blancos, reforzando así el sistema inmunitario.

Los efectos calmantes de los aceites esenciales

Cuando nuestro cuerpo detecta una amenaza se activan varios procesos fisiológicos para prepararlo para la huida. Si la amenaza persiste, el organismo busca adaptarse para mantener el equilibrio necesario para seguir en vida. Y el estrés es uno de las amenazas que atenazan el cuerpo, más aún hoy en día que la mayoría de gente vive en un entorno laboral tan inseguro.

Un organismo desequilibrado por causa del trabajo, por un entorno familiar difícil, por una enfermedad o por cualquier otra causa es víctima del estrés. Su intento de adaptación por salir de esta situación acaba manifestando síntomas de cansancio, irritabilidad, dolores musculares, migrañas, problemas digestivos, etc. Por ello es importante aprender a gestionar el estrés, ya que su incidencia en el organismo puede causar problemas de salud.

Los aceites esenciales son una solución natural para aliviar los síntomas del estrés con el fin de recuperar la calma, la paz y la tranquilidad. En ese sentido, el aceite de mejorana puede ayudarle en esta tarea, ya que es un excelente equilibrante nervioso. Su incidencia es directa en todo tipo de manifestaciones respiratorias como tos o sensación de ahogo; en problemas cardiacos como taquicardia, arritmia o hipertensión; en trastornos digestivos como dispepsia, aerofagia, gastritis, colitis, o en manifestaciones nerviosas del tipo insomnio, depresión, angustia, irritabilidad o psicosis.

Para las consecuencias del estrés sobre nuestro sistema nervioso y nuestro estado psicológico y mental disponemos de una gran cantidad de aceites esenciales:

Julianne Dufort

- Esencia de mandarina: insomnio, nerviosismo, mal humor, ansiedad.
- Bergamota: insomnio, nerviosismo, mal humor, desanimo, angustia, depresión.
- Lavanda: insomnio, nerviosismo, desanimo, angustia, depresión, cualquier trastorno de origen nervioso incluido asma nervioso. Alternativamente se puede usar el aceite esencial de lanvandin igualmente muy interesante para una acción calmante potente sobre el sistema nervioso.
- Manzanilla romana: insomnio, nerviosismo, shock nervioso, nervios que se ponen en el estómago, asma nervioso, ansiedad.
- Naranjo amargo: insomnio, nerviosismo, miedos, depresión. Tiene además propiedades similares a las del aceite esencial de mejorana.
- Hierbaluisa: insomnio, nerviosismo, depresión, asma nervioso.

Aunque la aromaterapia se relaciona con la medicina herbal, existen diferencias entre ambas. Las propiedades de una esencia extraída de una planta no son las mismas que las de una infusión o decocción, aunque procedan de la misma planta. Las técnicas de preparación son diferentes y esto incide sobre los componentes químicos, por lo que también afecta al producto final.

El calor suele utilizarse tanto en la producción de extractos herbales como en aquellos que se usan para la fabricación de medicamentos. La ebullición puede destruir algunos ingredientes pero, por otra parte, algunos aceites volátiles necesitan una temperatura elevada sostenida para permitir la extracción. Un ejemplo es el aceite de manzanilla, ya que este aceite contiene una sustancia cristalina llamada azuleno. Este componente no está presente en la flor fresca pero se forma cuando el aceite se desliza. El azuleno es un agente curativo para las afecciones de la piel.

Al estar aislados, algunos componentes de los aceites esenciales pueden tener un efecto irritante sobre la piel, aunque cuando se hallan presentes los demás componentes del aceite natural no se produce ninguna reacción cutánea. Por ejemplo el aceite de limoncillo, que contiene citral, un aldehído que provocará una reacción de la piel si se utiliza aislado.

Hay miles de aceites esenciales disponibles si se consideran, además, las múltiples combinaciones existentes. Los aceites funcionan sinérgicamente y, utilizar una combinación de aceites crea un efecto más poderoso que el de cualquier aceite individual.

Al inhalar la fragancia de un aceite esencial el aroma penetra en el torrente sanguíneo a través de los pulmones, por lo que la aromaterapia puede ejercer efectos fisiológicos. También se absorben a través de la piel cuando se aplican de forma tópica.

Una fragancia también puede afectar el sistema límbico en el cerebro, que controla tanto los recuerdos como las emociones. Ciertos estudios demuestran que ciertos aceites estimulan la actividad del sistema nervioso simpático, mientras que otros lo tranquilizan.

- El aceite de pimienta negra, hinojo y toronja ocasionó una actividad del sistema nervioso simpático entre 1.5 y 2.5 veces mayor (medido a través del aumento de la presión arterial sistólica).

- El aceite de rosa y pachulí tuvo como resultado un 40 por ciento menos de actividad del sistema nervioso simpático.

- El aceite de pimienta indujo una concentración 1.7 veces mayor de la adrenalina en plasma.
- El aceite de rosa ocasionó que la adrenalina disminuyera un 30 por ciento.

El sistema límbico

El sistema límbico es un conjunto de estructuras cerebrales que responden a ciertos estímulos ambientales produciendo respuestas emocionales, como: miedo, alegría, enojo o tristeza. Aunque dichas emociones han sido consideradas características únicas del humano, Chales Darwin las describió en varias especies y en animales cercanos en la escala filogenética del humano, como los primates.

Se ocupa de las emociones, de los sentimientos y de la memoria y es decisivo para la supervivencia del individuo. Funciona de manera inconsciente, está presente en el momento que nacemos y moviliza al organismo antes de que el individuo tenga consciencia de sus respuestas. El sistema límbico es el sustrato de las reacciones emocionales relacionadas con la formación reticular (alerta) y con las estructuras corticales que permiten las representaciones como las visuales, auditivas, así como las valoraciones que se hacen a través el lóbulo frontal que adaptan el comportamiento emocional según la historia y el entorno de cada individuo.

Enormes cualidades antioxidantes

Algunos aceites esenciales tienen enormes cualidades antioxidantes. Los aceites esenciales también contienen tres tipos de diferentes terpenos, cada uno de los cuales posee sus propios beneficios:

- Los fenilpropanoides tienen una importante actividad antibacterial, fungicida y antiviral ya que se encargan de limpiar las zonas receptoras de las células. Sin zonas receptoras limpias las células mantienen una mala comunicación con el medio, por lo que el sistema inmunológico se ve debilitado y a merced de las enfermedades. Los aceites que contienen este tipo de terpeno son el trébol, la casia, la albahaca, la canela, el orégano, el anís y la menta.
- Los monoterpenos, que se encuentran en la mayoría de los aceites esenciales, sirven para reprogramar información mal escrita en la memoria celular.
- Los sesquiterpenos se ocupan de distribuir el oxígeno en los tejidos, lo que dificulta la supervivencia de virus y bacterias. Los aceites esenciales que contienen sesquiterpenos son los de madera de cedro, de nardo, de sándalo, de pimienta negra, pachulí, mirra y jengibre.

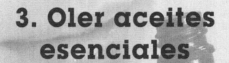

3. Oler aceites esenciales

Un persona es capaz de reconocer 4.000 tipos de fragancias diferentes, aunque una nariz especialmente entrenada es capaz de de reconocer unas 10.000. Si una persona pierde el sentido de la vista lo suele compensar potenciando los otros sentidos.

Las células especializadas que se hallan en la cavidad nasal reciben los estímulos procedentes de las partículas odoríferas que son transportadas por el aire. Allí los reciben los nervios olfatorios, que los transmiten al cerebro, donde las señales pasan a lo largo del tracto olfatorio hacia varias zonas del cerebro que interpretan los estímulos.

¿Cómo olemos algo?

Y es que en la parte superior de la membrana mucosa hay una pequeña zona de células receptoras. Cada una de estas membranas olfatorias son un cúmulo de millones de células receptoras, entre las cuales hay unas fibrillas que identifican la fragancia. Las moléculas odoríferas que llegan a las células receptoras las estimulan para que envíen impulsos rápidos a través de las fibras nerviosas adyacentes.

Las fibras nerviosas procedentes de las células receptoras pasan a través de diminutas aperturas en esta región frontal de la cavidad craneal. Las fibras nerviosas se encuentran directamente con una parte periférica del cerebro llamada bulbos olfatorios, que se encuentran justo detrás del puente de la nariz. Desde aquí, las sensaciones se transmiten a lo largo de una red de tractos nerviosos hacia muchas partes del cerebro.

La mayoría de las rutas nerviosas asociadas con el olfato terminan en las regiones centrales del cerebro, que son las responsables de las emociones básicas y del comportamiento sexual.

Los pensamientos y sentimientos son el resultado de sustancias neuroquímicas y de hormonas liberadas en el torrente sanguíneo. Los aceites esenciales estimulan o normalizan la liberación de hormonas y sustancias neuroquímicas en el cuerpo. Esto explicaría el porqué la aromaterapia es capaz de generar un estado de bienestar. Los aceites esenciales actúan también como hormonas del cuerpo, estimulando las secreciones glandulares.

El efecto de las esencias sobre las emociones y el sistema nervioso sugiere una influencia sobre el sistema endocrino.

Algunos aromas pueden activar la liberación de recuerdos, ya sean estos agradables o desagradables. A través de los efectos que algunos aceites esenciales tienen sobre los sentidos, pueden ayudarnos a clarificar los pensamientos, ser más conscientes de nosotros mismos y actuar de manera positiva.

Ciertos estudios han comenzado a desentrañar las complejas vías hormonales y neurológicas que se relacionan con el olfato y predicen que en el futuro será posible manipular el estado de ánimo, las emociones y el comportamiento usando las fragancias adecuadas. Algunos hospitales emplean fragancias cítricas para disipar los miedos de los pacientes.

La memoria olfativa

Nuestros receptores de olores, los epitelios olfatorios, ubicados en el interior de las fosas nasales, captan el estímulo olfativo y envían una señal eléctrica al bulbo olfatorio, que recibe la información y la distribuye al sistema límbico. La amígdala conecta ese aroma con una emoción y el hipocampo relaciona ese olor con un recuerdo en la memoria. De esta manera se forman los lazos que crea la memoria olfativa.

Las personas comenzamos a formar memorias olfativas muy temprano, incluso antes de nacer. Si un olor nos pareció agradable o positivo mientras estábamos en el útero, nos puede servir para calmarnos cuando bebés, razón por la cual estos reconocen el olor de su madre con facilidad.

Describir los aromas esenciales

Para describir los aromas se utilizan los siguientes términos:

- Balsámico: cálido y dulce, con un suave olor a resinas.
- Alcanforáceo: bien definido y medicinal, como el alcanfor.
- Herbáceo: con un olor característico de hierbas o plantas de jardín.
- Metálico: acerado, fresco y nítido.
- Vegetal: Fresco y parecido a la hierba.
- Picante: con un aroma cálido, que evoca a la canela o la nuez moscada.

- A madera: un aroma cálido, semejante al de las hojas de los árboles.
- Frutal: con un aroma a frutas, manzanas, peras, etc.
- Floral: un aroma dulce que huele a flores.
- Dulce: un aroma semejante al de la vainilla, el melocotón o la mermelada.
- Cítrico: tonos frescos de naranja ácida, limón o lima.

Cada aceite esencial tiene un nombre común y otro latino. El nombre latino se lo da la comunidad médica. Aunque los aceites esenciales llevan el nombre de aceites, no son para nada «aceitosos». Se suele usar una cantidad muy pequeña para realizar cualquier tratamiento.

Para trabajar con los aceites esenciales, es importante comprender el concepto de notas, tan habitual en el trabajo de perfumería. Las notas son las que determinan la fragancia final en la mezcla de aceites. Hay tres categorías en la que se incluyen todos los aceites esenciales. La clasificación de estos tres niveles de notas se basa en cuánto tiempo dura la fragancia natural. La prueba final es colocar unas gotas de aceite esencial sobre un algodón limpio e inocuo en una habitación cerrada que tenga una temperatura entre 18 y 19°C y dejarlo allí durante un día entero comprobando cada seis horas la intensidad del aroma.

Notas altas

Los aceites con esta nota son fuertemente penetrantes, con un olor fuerte. Son estimulantes, inspiradores, el aroma puede durar hasta 24 horas, aunque su mayor influencia se produce en el momento del contacto.

Es el grupo más potente de los aceites esenciales. Cuando se aplican en la superficie de la piel, la persona puede experimentar una sensación de frescor o de calor.

Ejemplos: Limón, lima, bergamota, pomelo, naranja, menta, eucalipto, romero, salvia, tomillo, citronela.

Notas medias

Son aceites cuya intensidad puede durar hasta tres días. Actúan como ecualizadores, ya que son capaces de controlar la intensidad o la mayor actividad de los aceites esenciales. Estas fragancias suelen constituir hasta el 50% de una fórmula.

Ejemplos: Árbol del té, lavanda, ciprés, ylang ylang, jengibre, rosa, manzanilla, geranio.

Notas base

Las notas base producen una impresión más duradera, ya que sus aromas pueden durar hasta una semana. En la fórmula, la penetración y la intensidad de las notas base hacen más profunda y enriquecedora la mezcla. Muchos aceites de esta categoría tienen la capacidad de penetrar en la piel de manera más incisiva que todos los demás. Puede que en el momento inicial el aroma no sea particularmente intenso, pero al dejarlo en la piel puede alcanzar un olor muy fuerte.

Ejemplos: Canela, cedro, incienso, sándalo y pachulí.

Estudiar las cualidades aromáticas de los aceites esenciales y sus posibles mezclas es una excelente forma de familiarizarse con ellos.

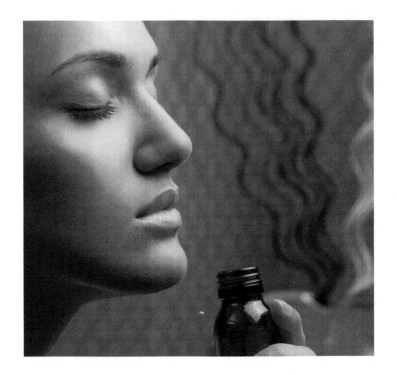

Geranio

❏ Nota superior: olor a rosa, fuerte, dulce, parecido a la miel, con subtonos de menta fresca.

❏ Nota media: persiste el olor mentolado, se intensifica el tono rosa.

❏ Nota base: persiste un vestigio mentolado, el tono de rosa es ligeramente picante y metálico.

Eucalipto

❏ Nota superior: acre, refrescante, alcanforado, despeja la cabeza.

❏ Nota media: un tono ligeramente a madera.

❏ Nota base: no existe.

Rosa absoluta

❏ Nota superior: exquisito y rosáceo, como el té con miel, suave y floral.

❏ Nota media: tonos más intensos que el de la miel, aunque siguen siendo rosáceos.

❏ Nota base: sigue teniendo características rosáceas, pero no es tan dulce como la miel.

Ylang ylang

❏ superior: cálido, floral, ligeramente medicinal; el aceite de mejor calidad es muy parecido al jazmín.

❏ Nota media: desarrolla un tono floral, más cálido.

❏ Nota base: más parecido al jazmín, sigue siendo intenso y floral.

Conocido esto y entrenado el sentido del olfato, cualquier persona no debería tener dificultad alguna para mezclar aceites con el objeto de lograr aromas satisfactorios. Descubrirá cuáles son los aceites que tienden a predominar en una mezcla y cuál es mejor usar en cantidades mínimas. En una buena mezcla los componentes se complementarán mutuamente. Se pueden probar atrevidas mezclas, como acietes penetrantes y dulces como los cítricos (limón, mandarina, naranja dulce o pomelo) con otros cálidos y especiados, como el jengibre, el coriandro y el cardamomo. El suave tono a madera de sándalo se mezcla bien con uno de tipo floral, como el geranio, la rosa o el ylang ylang.

Baños y duchas de aromaterapia

Un baño aromático puede resultar muy beneficioso después de un día duro de trabajo. Puede servir para relajarse o recuperarse después de una dura jornada o también para activar el cuerpo y la mente.

Si lo que pretendemos es activarnos prepararemos una toalla pequeña a la que añadiremos unas gotas de aceite esencial de limón, menta, jazmín o romero. A continuación poner la toalla sobre el pecho y dejar caer agua durante unos minutos. El vapor de la ducha ayudará a inhalar el aroma del aceite esencial.

Si se pretende llegar a un estado de relajación se pueden agregar unas diez gotas de aceite esencial al baño, previamente diluido en algún aceite vegetal. El agua debe estar caliente y debe durar unos 15 minutos. Entre los aceites esenciales con propiedades relajantes están el aceite de lavanda, el de naranjo o el aceite de sándalo.

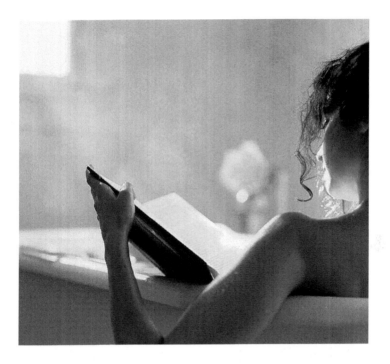

Si el baño se va a realizar con plantas relajantes se pueden emplear las siguientes:

- Salvia: Añadir al agua del baño la infusión de tres cucharadas de planta seca en un litro de agua. Tomar el baño durante 15 o 20 minutos.
- Tomillo: Se trata de un relajante y somnífero muy suave. Se puede tomar un baño añadiendo al agua de la bañera una buena porción de flores de tomillo.
- Albahaca: Diluir una infusión de flores secas en el agua del baño.
- Tila: Diluir un par de infusiones realizadas con una cucharada de flores de tilo por taza de agua en el baño.

4. La compra y conservación de los aceites

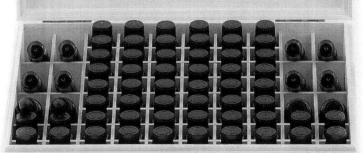

La mayoría de aceites esenciales suelen ser efectivos hasta dos años después de su fabricación. Suelen suministrarse en frascos de vidrio oscuro, ya sea ámbar, verde oscuro o azul. Los frascos de plástico no pueden usarse como recipiente, ya que deterioran con facilidad los componentes de los aceites esenciales.

Los aceites vegetales que se emplean como base para los aceites esenciales no conservan el aroma o las propiedades de la esencia durante mucho tiempo. Si carece de conservantes, el aceite vegetal se oxidará y con ello una pérdida de eficacia.

Aceites esenciales orgánicos

Los aceites esenciales son plantas medicinales altamente concentradas, y como tales, están sujetos a retener altas concentraciones de contaminantes si las plantas son cultivadas con químicos. De ahí que los aceites esenciales, siempre que sea posible, se adquieran de naturaleza orgánica.

Y es que pueden servir también como conservantes naturales, sin tener que añadir otros de naturaleza química.

Al comprar aceites esenciales es importante lo siguiente:
- Se deben elegir aquellos que estén envasados en una

botella de vidrio de color oscuro. Los aceites esenciales puros siempre están envasados en botellas color ámbar o azul.

- Las botellas deben estar provistas de un gotero que permita dispensar el contenido gota por gota.
- En la botella debe estar presente el nombre botánico (en latín) para así estar seguros de qué aceite estamos comprando. Veamos el caso de la lavanda. Debido a que existen muchas variedades, es importante saber cuál de ellas estamos adquiriendo. Por ejemplo el nombre botánico de la lavanda fina es *Lavandula angustifolia,* en cambio el nombre botánico la lavanda española (cantuesco o tomillo borriquero) es *Lavandula stoechas.* Sin embargo, estas pueden estar listadas simplemente como «lavanda», por ello la importancia de buscar el nombre botánico, pues las diferentes variedades de una plata tienen diferentes propiedades y diferentes rangos de seguridad.

La calidad de un aceite esencial

Un aceite vegetal tiene que proceder de una planta sana, que esté botánicamente definida y, a poder ser, de origen biológico para que, además de una gran concentración de moléculas beneficiosas, no se hallen presentes sustancias nocivas como pesticidas.

La época del año y el momento evolutivo de la planta (ya sea antes, mientras o después de la floración), son determinantes. Las condiciones de almacenamiento mientras llega el momento de extraer la esencia son también muy importantes. También es muy importante el secado de la planta o la ausencia de ella y el tipo de cultivo que se haya llevado a cabo.

- Un aceite esencial que se describe como puro no debería haberse mezclado o diluido con ninguna otra sustancia. Debería estar libre de colorantes o sustancias contaminantes. De todas maneras es fácil adivinar que no existe un aceite esencial que sea puro 100%, porque todos tienen algún tipo de impurezas, vestigios de sustancias procedentes del suelo en el que creció la planta y también de contaminantes atmosféricos.
- Un aceite natural es aquel que existe tal cual en la naturaleza o bien que es producto por ella. Solo aquellos aceites esenciales obtenidos a partir de plantas silvestres pueden llamarse naturales. Las plantas más utilizadas en la actualidad en la producción de aceites esenciales se cultivan especialmente para este propósito. Y suelen propagarse por medio de esquejes o injertos.

La diferencia entre aceites vegetales y aceites esenciales

En algunas ocasiones los aceites vegetales se confunden con los aceites esenciales, pero se tratan de productos distintos. Ambos se extraen de la naturaleza, pero su composición química no tiene nada que ver.

Ejemplos de aceites vegetales son los de almendras, albaricoque, rosa mosqueta, argán, germen de trigo, macadamia, avellana, borraja, onagra, oliva y sésamo. Entre otras, tienen estas características:

- Son cuerpos grasientos, su textura es claramente oleosa.
- Se extraen principalmente de frutos secos, de semillas o de flores.
- Se extraen por primera presión en frío y suelen ser vírgenes.
- Tienen propiedades nutritivas, protectoras, suavizantes y regeneradoras para la piel. Suelen contener numerosas vitaminas y diversos ácidos grasos.
- Se usan como base para diluir los aceites esenciales.
- Muchos pueden consumirse puros en ensaladas, sopas y platos cocinados (aceite de oliva, de girasol...)
- No presentan riesgos de toxicidad y no existen contraindicaciones.

En cambio, los aceites esenciales:

- No son un "aceite", sino concentrados de sustancia volátiles obtenidos de las flores, tallos, raíces y hojas de plantas por un proceso de destilación al vapor.
- Tienen propiedades terapéuticas muy diversas (pueden ser antisépticos, tónicos, digestivos, inmunoestimulantes, calmantes...etc)
- Los aceites esenciales no se pueden mezclar con agua, pero sí con otras sustancias como los aceites vegetales, la miel o leche.
- Los que se pueden usar puros penetran muy rápidamente en la piel.
- También pueden penetrar en el organismo por la vía respiratoria, a través de la inhalación de su aroma como es el caso de la aromaterapia.

- Existen contraindicaciones y algunos aceites esenciales pueden resultar tóxicos, fotosensibles o dermocáusticos.

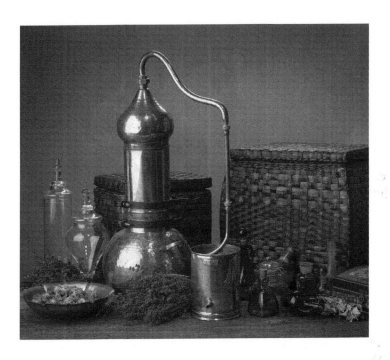

La adulteración de los aceites esenciales

Los productos que aplicamos en la piel pueden ser grandes aliados para la salud, pero ocurre en ocasiones que algunos de ellos están plagados de sustancias químicas, lo que puede ocasionar serios perjuicios.

Por ello es muy importante elegir cuidadosamente el aceite esencial que se vaya a emplear ya que, dependiendo del origen de las materias primas, su manipulación y extracción, la calidad del mismo puede variar ostensiblemente. La calidad de las plantas aromáticas que se empleen depende de varios factores:

- Su variedad botánica;
- su forma y lugar de cultivo;
- la manipulación que haya llevado a cabo;
- el transporte a que se haya sometido.

En el proceso de producción se deben preservar al máximo los compuestos químicos naturales de la planta que son los que, a la postre, proporcionarán efectos terapéuticos.

Los aceites esenciales muy a menudo se adulteran con sustancias de origen sintético que pueden ocasionar trastornos importantes en el organismo. Algunos compuestos que pueden producir adulteración en la pureza y concentración de los compuestos son:

- El aceite vegetal (como aceite vehicular);
- los compuestos aromáticos sintéticos;
- otros aceites esenciales de aroma similar y de menor costo;
- la vitamina E.

En el mercado se pueden encontrar diferentes tipos de aceites esenciales:

- Absolutos: Procedentes de flores y plantas que producen poca esencia en sus órganos reproductores, por lo que no es posible obtener la esencia por destilación de agua. Se obtiene purificando el aceite concreto con un alcohol fuerte.

- Adulterados: Son aceites esenciales adulterados con sustancias naturales obtenidas a partir de otras plantas más simples. También se pueden adulterar con elementos químicos.

- Biológicos: Se trata de aceites esenciales procedentes de plantas cultivadas orgánicamente, sin pesticidas ni fertilizantes químicos.

- Concretos: Sustancias procedentes de flores destiladas con disolventes que no se pueden destilar con agua. Al evaporarse y enfriarse el disolvente, se obtiene una manteca o crema olorosa que es el concreto. No se recomienda su uso terapéutico ya que contiene residuos del disolvente y las proporciones de los elementos que la constituyen varían en cada destilación.

- Naturales: Aceites esenciales obtenidos de plantas de cultivo tradicional, en los que habitualmente se han empleado pesticidas o sustancias químicas.

- Quimiotipados: El quimiotipo caracteriza un aceite esencial desde un punto de vista botánico y bioquímico. Un aceite esencial contiene cuerpos químicos muy complejos cuyas propiedades son diversas. Se trata de una forma de clasificación química, biológica y botánica que designa la molécula con mayor presencia en el aceite esencial y permite definirlo terapéuticamente de forma clara y segura.

- Reconstituidos: Son aquellos que no se pueden obtener de la naturaleza. Están fabricados con componentes naturales y/o químicos, imitando la composición original. Se obtienen alcoholes de otras esencias a través de la destilación, se separan los componentes y se unen nuevamente, modificando fórmulas para imitar esencias.

- Resinoides: Se obtienen diluyendo en alcohol las resinas y gomas de los árboles, como la mirra, incienso... Al evaporarse el alcohol, se obtiene una sustancia pegajosa que es el resinoide. Antiguamente se usaban como fijadores naturales.
- Salvajes o silvestres: Son aceites esenciales obtenidos de plantas en estado puro, en plena naturaleza. Se consideran los mejores aceites esenciales, ya que las plantas no han sufrido ningún tipo de manipulación.
- Sintéticos: Son esencias químicas que imitan los olores de las esencias naturales. No están recomendados para su uso cosmético. Se utilizan como aromatizantes.

Conservación y almacenamiento de los aceites esenciales

Algunos aceites esenciales pueden sufrir oxidación y perder sus propiedades terapéuticas en unos meses. Pero otros maduran y mejoran con el tiempo, preservando sus propiedades intactas durante años. Los aceites esenciales no se deterioran pero sí pueden perder sus cualidades aromáticas y, por tanto, perder su valor terapéutico a través del tiempo. En general puede decirse que sus principios activos se mantendrán intactos si su almacenamiento y manipulación son correctos. Para un adecuado almacenamiento de los aceites esenciales es importante seguir una serie de indicaciones:

- Los aceites esenciales son muy sensibles a la luz y el calor, por tanto deben conservarse alejados de la luz solar directa, idealmente en un lugar oscuro y fresco.

- Los aceites esenciales son muy volátiles, se evaporan fácilmente, por tanto se debe minimizar su contacto con el aire. Los envases deben estar siempre muy bien cerrados y manipularse con cuidado, cerrándolos inmediatamente después de usarse. Si se emplean envases de mayor tamaño es conveniente ir traspasando cantidades pequeñas a un envase menor.

- No deben almacenarse los aceites esenciales en envases plásticos, ya que algunos de ellos pueden corroer y derretir el plástico y absorber toxinas o impurezas del mismo. Por ello es recomendable emplear envases de vidrio oscuro que no permitan el paso de la luz.

- Deben almacenarse en lugares a los que los niños no tengan fácil acceso, ya que son sustancias que, si se ingieren, se derraman sobre la piel o entran en contacto con los ojos o las mucosas, pueden resultar peligrosas. En estos casos se recomienda lavar la piel con un jabón neutro.

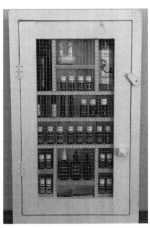

Las bases de los aceites esenciales

Los aceites vegetales se utilizan en mezclas de aromaterapia para masaje. Sirven para diluir los aceites esenciales, que son demasiado fuertes para aplicarlos directamente sobre la piel. El aceite de base también actúa como un lubricante para las manos durante el masaje.

Cuando elija aceites base trate siempre de comprar los de mayor calidad. Los mejores aceites vegetales son los que se obtienen por prensado en frío a partir del primer prensado. En las extracciones siguientes se emplean calor y disolventes.

Evite emplear como base aceites minerales, pues tienen poco poder de penetración. Se quedan en la superficie de la piel e impiden la absorción de los aceites esenciales. El uso prolongado de los aceites minerales tienen un efecto astringente.

Hay una serie de aceites vegetales cuyo uso como base es muy difundido. Todos ellos tienen sus propias características y usos especiales. Algunos aceites vegetales son nutritivos para la piel seca y envejecida y varios contienen cantidades útiles de minerales y vitaminas.

Los aceites menos densos son los mejores portadores. Los que son ricos en vitamina E suelen ser bastante densos y pegajosos, por lo que conviene mezclarlos con otros menos viscosos.

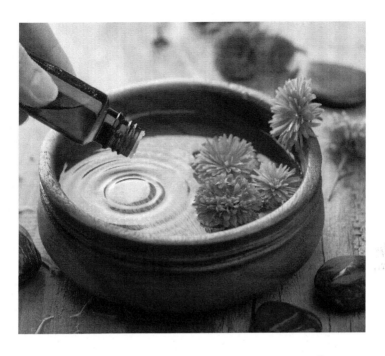

Entre los aceites que utilizan los aromaterapeutas figuran:

- **Aguacate:** Pesado, rico en vitaminas y de fácil absorción. Es especialmente bueno para pieles secas o maduras, aunque conviene mezclarlo con un aceite más liviano.
- **Alazor:** De textura ligera, tiene un buen poder de penetración, contiene una fuente considerable de vitaminas y minerales y sirve para todo tipo de pieles.
- **Almendra dulce:** Es un aceite liviano, adecuado para todo tipo de pieles y calmante ante cualquier irritación. Contiene vitamina E, por lo que se conserva muy bien.
- **Avellana:** De textura ligera, tiene un buen poder de penetración, contiene vitaminas y minerales y sirve para todo tipo de pieles, en especial las grasas.

- **Cacahuete:** Es rico en vitaminas y minerales. Tiene un gran poder para aliviar el reumatismo de las articulaciones.

- **Coco:** Durante el proceso de prensado del coco se desechan los ácidos grasos pesados y la cera. El aceite resultante no es graso, se absorbe fácilmente y resulta muy nutritivo.

- **Germen de trigo:** Es un aceite oscuro y con un olor pronunciado, pesado y pegajoso. Es una fuente importante de vitamina E que contribuye a hidratar las pieles secas, cura quemaduras y ayuda a que el tejido se reconstituya sin que queden marcas. La vitamina E es un antioxidante: unas pocas gotas añadidas a los aceites esenciales prolongan su duración e impide su deterioro.

- **Girasol:** Es un aceite de textura ligera, una fuente de vitaminas y minerales que sirve para todo tipo de pieles.

- **Jojoba:** Tiene una textura excelente, pero es mejor diluido con un aceite más ligero. Es un aceite para los problemas de acné, eczema, psoriasis. Se mantiene fresco durante más tiempo que la mayoría de los aceites.

- **Oliva:** Es pegajoso, no es un buen lubricante y tiene un olor fuerte. Es muy adecuado para la piel seca o irritada.

- **Pepita de uva:** De textura ligera, inodoro, sirve para todo tipo de pieles, especialmente las grasas.

- **Maíz:** De textura ligera, es muy nutritivo ya que contiene numerosas vitaminas y minerales.

- **Semillas de albaricoque:** De textura ligera, constituye una buena fuente de minerales y vitaminas, aunque es caro y difícil de conseguir.

- **Semillas de melocotón:** También son de textura ligera, contienen nutrientes muy importantes.
- **Sésamo:** De textura pesada, es mejor emplearlo añadiéndolo a otros aceites. Sin refinar, es una fuente importante de vitamina E. Es un aceite que alivia las afecciones cutáneas y el reumatismo.
- **Soja:** Su textura es ligera, es barato y de buena calidad, aunque se vuelve rancio muy pronto. Es nutritivo, se absorbe con rapidez y resulta apto para todo tipo de pieles.

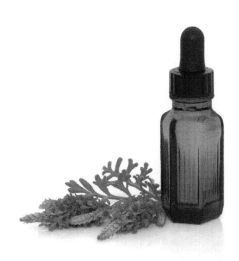

5. Los aceites esenciales

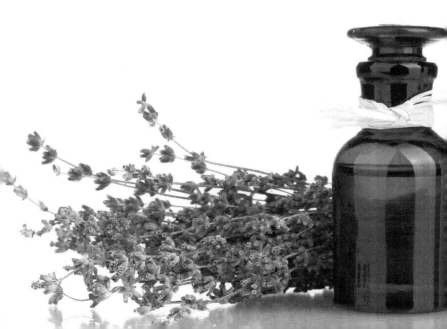

Los aceites esenciales son sustancias muy potentes y concentradas que se extraen de las plantas, muchas de ellas medicinales. Se encuentran en los pétalos, las hojas, la madera, los frutos, las semillas, las raíces, los rizomas, las resinas o las gomas de una planta.

Una planta produce aceites esenciales para su propia supervivencia –para regular su crecimiento y producción, para atraer a los insectos polinizadores, para repeler los predadores o para protegerse de las enfermedades.

Toxicidad y efectos secundarios de los aceites esenciales

Los aceites esenciales son productos generalmente complejos, que contienen los principios volátiles que se encuentran en los vegetales y que sufren un mayor o menor grado de modificación en el proceso de preparación.

Las esencias se encuentran en prácticamente todo el reino vegetal, localizándolas en cualquiera de los tejidos.

En el pasado los aceites esenciales de ajenjo y de arcabuz produjeron numerosas intoxicaciones que se expresaban en forma de locura pasajera, agresividad, convulsiones, etc. Hoy

Julianne Dufort

en día las intoxicaciones por aceites esenciales ya no son tan frecuentes.

Toxicidad sobre la piel

La mayoría se emplean en aplicaciones directas sobre la piel, especialmente cuando forman parte de perfumes, aguas de colonia y cosméticos diversos. Siempre existe la posibilidad de que una persona pueda ser alérgica a algún aceite esencial. Alguien susceptible a la alergia o que tenga una piel sensible debería probar antes cualquier aceite en una disolución débil sobre un trozo pequeño de piel. En caso de producirse una reacción cutánea, es mejor no seguir adelante con el tratamiento.

Ocurre, por ejemplo, con las esencias de laurel o de naranjo amargo, que pueden ocasionar fenómenos de dermatitis agudas que se manifiestan en forma de pequeñas vesículas en los dedos, manos, antebrazos y rostro. A estas vesículas se les suele añadir un eritema intenso. La misma esencia de naranjo amargo puede provocar episodios de fotosensibilización. Se ha observado en ciertas personas que, una exposición solar después de ponerse agua de colonia que contenía esencia de naranja o limón, o bien perfumes con esencia de bergamota, producía manchas oscuras en la piel.

Los aceites esenciales pueden clasificarse en siete tipos principales según el tipo de efectos que su intoxicación produce en el organismo: convulsionantes, estupefacientes, fototóxicos o irritantes de la piel, abortivos, hepatóxicos, neurotóxicos e irritantes de la mucosa gástrica.

- Aceites convulsionantes: A este grupo pertenecen los aceites esenciales de ajenjo, alcaravea, anís, badiana, eneldo, hinojo, hisopo, menta, perejil, pino, romero, ruda, salvia, tanaceto y thuya.

- Aceites narcóticos y estupefacientes: Los aceites esenciales que producen estos efectos son la albahaca, la angélica, el anís, la badiana, el comino, el coriandro, el enebro, el eucalipto, el hinojo, la lavanda, la melisa, la nuez moscada, el tomillo y el serpol.

- Aceites fototóxicos o irritantes sobre la piel: Los aceites que pueden producir una acción tóxica sobre la piel son la angélica, la bergamota, el comino, el eucalipto, el laurel, el limón, la melisa, la naranja, el pino, la ruda y el tomillo.

- Aceites abortivos: Los aceites esenciales que pueden ocasionar un efecto abortivo son el ajenjo, la ruda, la sabina, el tanaceto y la thuya.

- Aceites hepatóxicos: El aceite de nuez moscada puede ocasionar este tipo de trastornos.

- Aceites neurotóxicos: El eucalipto y la sabina pertenecerían a este tipo de categoría.

El período de recolección de la planta determina en cierta medida la toxicidad del aceite esencial, ya que puede existir una variación de la composición química de los aceites esenciales en función de su ciclo vegetativo. Así, estudios recientes han demostrado que existe un nivel más alto de alcanfor en ciertas plantas mediterráneas en los meses fríos de noviembre a mayo que en los meses cálidos a partir del mes de mayo.

La toxicidad de una esencia no se reduce tan solo a la actividad de uno solo o varios de sus componentes. Cada paciente reacciona, en tanto que individuo, según su temperamento y según su terreno fisiológico. La prescripción y venta de un medicamento debe hacerse siempre, pues, con cierta prudencia.

Julianne Dufort

Control de los aceites esenciales

Para la utilización de los aceites esenciales es necesario cumplir con ciertos parámetros de control de calidad, debido a que el uso de estos compuestos en las personas es muy importante, ya que estamos hablando de la salud. Es importante establecer el análisis de los componentes de los aceites esenciales y los parámetros necesarios para establecer la calidad de estos.

Las especies aromáticas pueden hallarse en el mercado enteras o con diferentes tipos de corte. Su transporte se realiza en diferentes envases o recipientes como sacos o bolsas de papel. Una vez revisadas, las plantas son sometidas a cuarentena, hasta evaluar su calidad. De cada lote se toma una muestra la cual sigue un esquema predeterminado y basado en el peso total de la partida, el número de sacos o recipientes que comprende y el grado de trituración del material vegetal. Esa muestra se somete a control de calidad.

Los objetivos del control calidad son los siguientes:

- Asegurar la identidad del material, es decir confirmar que corresponde a la parte de la planta y la especie vegetal.
- Asegurar que se encuentra en las condiciones adecuadas de comercialización en lo que se refiere a su estado de conservación y pureza, es decir, que no ha sufrido alteraciones, adulteraciones ni excede los límites de materiales extraños u otros contaminantes.
- Asegurar que contiene la cantidad adecuada de aceite esencial y que su composición es la correcta. En

caso de su uso medicinal, puede ser conveniente el análisis de otros grupos de principios activos.

Uso industrial de los aceites esenciales

Los aceites esenciales son materias primas que pueden clasificarse también por el uso industrial que tengan:

Industrias que requieren aceites esenciales para fragancias:

- Perfumes: para acentuar las notas de superficie de perfumes, aguas de perfume, aguas de tocador, aguas de colonia, aguas frescas y aguas de baño.
- Cosméticos: para hacer más agradable, atractivo o impartir identidad a un producto cosmético: jabones, champús, desodorantes, labiales, cremas, ungüentos, pastas dentales, etc.
- Aseo y limpieza: para otorgar fragancia a productos de limpieza para el hogar, aromatizantes ambientales, limpieza de baño y cocinas, etc.
- Plásticos: para enmascarar el mal olor que tienen algunos cauchos y plásticos. También para juguetes.
- Textiles: como enmascaradores de olores de mordientes antes y después del teñido.
- Pinturas: como enmascaradores de olores de pinturas.
- Papelería: para impregnar de fragancias cuadernos, esquelas, tarjetas, papel higiénico, toallas faciales y sanitarias.

Industrias que requieren aceites esenciales para aromas o sabores:

- Alimentos.
- Confitería.
- Lácteos: mora, manzana, frambuesa, chocolate.
- Cárnicos: aceites esenciales para carnes procesadas: jamón, salchichón, salchichas, etc.
- Condimentos salados: mostaza, albahaca, ajo, cebolla, apio.
- Condimentos picantes: ají, jengibre, pimentones.
- Bebidas: cítricos, fresa, mango.

Industrias que requieren aceites esenciales para otras actividades químicas:

- Bactericidas: tomillo, clavo, salvia, menta, orégano, pino.
- Insecticidas contra hormigas: menta.
- Insecticidas contra pulgas: lavanda, menta.
- Insecticidas contra piojos: menta.
- Disolventes: disolventes biodegradables para óleos y pinturas: trementina.
- Petroquímicas: donde se utilizan los terpenos de los aceites esenciales como vehículos de flotación y lubricantes.

Industrias que requieren aceites esenciales para la medicina complementaria:

- Antiséptico: tomillo, clavo, menta, orégano.
- Antihelmíntica o antiparasitaria: paico, boldo, eucalipto.

- Con efecto sobre el sistema nervioso central: lavanda, limón.
- Con efecto sobre el sistema respiratorio: pino, tomillo.
- Antiinflamatorios: manzanilla alemana.

6. Aplicaciones de los aceites esenciales

Hay diferentes maneras de aplicar los aceites esenciales. Las aplicaciones al aire son las más populares, si bien también se pueden aplicar directamente sobre la piel.

Aplicaciones ambientales

Las aplicaciones de los aceites esenciales al aire se pueden emplear de distintas formas:

Difusores

Los difusores son aparatos donde se depositan las gotas necesarias de aceites esenciales. Al enchufarlos, se empiezan a dispersar una serie de micropartículas que servirán para purificar el ambiente o las vías respiratorias. En algunos casos es necesario mezclar una pequeña cantidad de agua con los aceites esenciales.

Suelen funcionar por ultrasonidos que hacen vibrar el agua y el aceite, de manera que se acaben mezclando y así se dispersan en el ambiente. Se inhalan sin problemas y empiezan a actuar al respirar normalmente.

La ventaja que presentan estos tipos de difusores es que sirven, además, para humidificar el aire, algo muy importante cuando el ambiente o es muy seco y la humedad de la casa es muy baja por culpa de las calefacciones. Una esencia adecuada puede ayudar a conciliar el sueño, purificar el ambiente o incluso, en verano, pueden servir para ahuyentar los mosquitos.

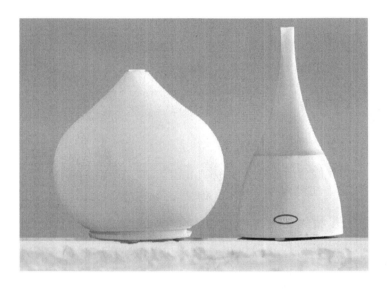

Los difusores de aceites esenciales, sirven básicamente para:

- Liberar los aromas de los aceites esenciales en el aire y desde ahí percibirse de manera placentera. Esta técnica es muy adecuada para modular las respuestas de placer de las personas que reciben sus aromas. Es adecuado para ambientar los espacios comunes e individuales e impactar por ejemplo en casos de insomnio, estrés, ansiedad, miedo, intranquilidad. Los aceites esenciales adecuados por ejemplo son: de Lavanda, sándalo, amaro, mejorana, limón, mandarina, cedro, geranio, litsea, etc.

- Lograr ambientes limpios ya que todos los aceites esenciales tienen propiedades limpiadoras, antisépticas, del aire. Esto es muy adecuado para impactar un sistema respiratorio que sufre por ejemplo infecciones del tracto respiratorio como en gripes, resfriados, amigdalitis, sinusitis. Los aceites esenciales adecuados para este fin son: menta, romero, ravensara, eucalipto, tomillo, etc.

Popurrís

El popurrí se suele utilizar para perfumar el aire, tenerlo en cajones o armarios o bien colocarlo en cestas o recipientes. El más popular es el popurrí seco, hecho con materiales suaves, secos y perfumados hechos por su fragancia.

Suelen emplearse materiales vegetales secos o frescos de olor dulce, así como ingredientes aromáticos, como especias enteras, trozos de cáscaras de cítricos o virutas de madera de agradable olor, aceites esenciales y fijadores, los cuales se combinan con los aceites esenciales para preservar su fragancia. Los materiales vegetales aromáticos incluyen pétalos de rosas, flores de caléndula, lavanda, menta y hierbas aromáticas de todo tipo.

Mezcle el fijador con las especias y espolvoree un aceite esencial para la fragancia. Si se almacena en un lugar oscuro, seco y cálido, se podrá mantener con todo su vigor durante varios meses.

Los elementos básicos del popurrí son:

- El fijador, esto es, un material absorbente como musgo seco o viruta de madera, cuya principal función es absorber y conservar la fragancia. Ejemplos de fijadores son el musgo seco, la raíz de orris, la raíz de cálamo, las virutas de madera, las hojuelas de sándalo o la canela en polvo.

- La fragancia es cualquier tipo o mezcla de aceites aromáticos o aceites esenciales. Se aplica directamente al fijador. Cuando el popurrí empieza a perder su aroma se le suele aplicar más fragancia al fijador para que así recupere su función aromatizante.

- El relleno es tan decorativo como fragante y puede incluir flores secas, virutas de madera, especias, hojas y hierbas disecadas. Ejemplos de relleno son ramitas de canela, clavos, nuez moscada, laurel, anís, romero, albahaca, menta, tomillo, lavanda, eucalipto, cedro, pétalos de rosas y otras flores, hojas de geranio y cáscaras de cítricos como naranja o limón.

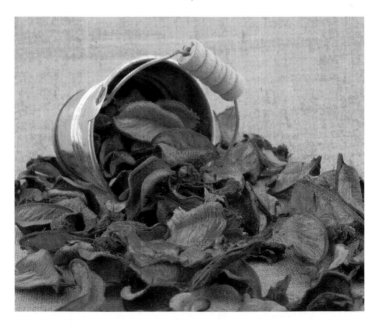

El popurrí es algo flexible y se puede modificar al gusto. Sin embargo, para empezar utilice las siguientes proporciones:

2-3 tazas de flores
1 taza de hojas y/o hierbas
4 cucharadas de especias
2 cucharadas de fijador
4 gotas de fragancia (aceite esencial)

Para realizar un popurrí seco lo primero que hay que hacer es secar los ingredientes del relleno. Lo más habitual es utilizar cuatro veces la cantidad que resultará al final, ya que el volumen se reduce bastante durante el proceso de secado. Esto es, si al final se quiere obtener una taza de pétalos de rosa secos, se pondrán cuatro tazas de pétalos frescos. Cuando el relleno está completamente seco, se mezcla con los demás ingredientes, aplicando la fragancia directamente al fijador antes de mezclarlo todo. Este conjunto debe reposar entre cuatro y seis semanas, agitándolo regularmente. Para utilizarlo coloque el popurrí en un plato fresco o frasco decorativo, cubriéndolo con una tela delgada.

Para realizar el popurrí húmedo se deben secar los ingredientes del rellano hasta que tengan una textura firme y seca. Se necesita poner a secar el doble de relleno que se precisará al final: si se pretende obtener una taza de pétalos secos, poner a secar dos tazas de pétalos frescos. A continuación agregar la fragancia al fijador y mezclar todos los ingredientes. En un contenedor grande de vidrio colocar 5 cm de la mezcla y taparla con una fina capa de sal natural. Una vez hecho esto, taparla para que quede completamente sellada. Debe fermentar durante dos semanas, removiendo la mezcla una vez al día. Una vez hayan pasado treinta días, el popurrí estará ya listo. Solo será necesario colocarlo en un frasco decorativo, taparlo con una tela delgada y dejar que perfume bien la casa.

Brisas ambientales

Esta preparación consiste en diluir los aceites esenciales en una mezcla de alcohol de 96°, sin agua. Se colocan hasta 50 gotas de aceites esenciales en 100 ml de alcohol y se dejan en un frasco con aspersor de spray. Aplicar al aire, a los muebles con telas y a las paredes. Hay que tener precaución con los muebles de madera barnizada, ya que algunos aceites esenciales disuelven el barniz.

Aceites para muebles

Esta preparación debe hacerse en productos para proteger y lustrar los muebles barnizados. Sobre esta preparación se colocan hasta 50 gotas de aceites esenciales por cada 100 mililitros del producto. Esta forma incluye los aceites esenciales obtenidos de árboles, como son sándalo, cedro, pino, ciprés, palo de rosa.

Quemadores de esencias

Es uno de los métodos más efectivos y versátiles que existen, aunque debe aplicarse de manera correcta para que sea efectivo. Los aceites deben estar situados en agua sobre una fuente de calor. Cuando el aceite se evapora, sus moléculas se distribuirán por el aire. La mayoría de los quemadores de esencias tienen unos platos poco profundos que sugieren que el aceite esencial debería estar sobre la misma cerámica o metal calentado. Pero el mayor efecto se consigue cuando los aceites se consiguen calentar en agua. El exceso de calor hace que las propiedades del aceite esencial no rindan en su totalidad.

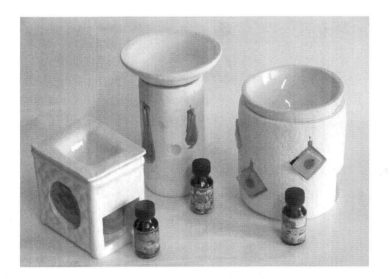

Por regla general, la fuente de calor suele ser una vela colocada en un portavelas de metal: la vela se coloca en el cuerpo principal del quemador con suficiente circulación de oxígeno para mantener la llama de manera equilibrada. El recipiente superior debería contener el agua suficiente para que se mantenga la temperatura adecuada. El agua suele evaporarse a las dos horas. Es aconsejable que el quemador no funcione sin agua, es mejor llenarlo con agua e incorporar una o dos gotas de aceite esencial.

Algunos aceites esenciales que se pueden utilizar son la bergamota, naranja, mandarina todos ellos tienen aromas cítricos deliciosos que además de limpiar y desinfectar el aire, estimulan el bienestar y los pensamientos positivos. Ideal para una habitación donde se pase gran parte del día.

- El limón, el romero o la menta favorecen la concentración, por eso se recomiendan para un cuarto de estudio o un despacho.
- La lavanda es el aroma más conocido y eficaz para favorecer el descanso y reducir la tensión. Puede ser el aroma ideal para los dormitorios.
- El olor a espliego, tomillo o salvia nos ayuda a activarnos por la mañana.
- El eucalipto, por ejemplo, es un excelente respiratorio, crea una atmósfera fresca y abierta, además de ayudar a respirar mejor.

Aplicaciones de los aceites esenciales sobre el cuerpo

Es la forma más relacionada con los masajes sobre la piel, sin embargo existen otras formas alternativas de aplicación de los aceites esenciales.

Aceites para la piel

Cada tipo de piel tiene unas necesidades concretas. A la hora de elegir un aceite esencial hay que estar seguro de qué tipo de aceite le va a ir mejor para la piel. Usándolos correctamente nos pueden ayudar a mejorar muchos aspectos por sus múltiples beneficios.

- Antisépticos: Son aceites que alivian y mejoran los pequeños cortes, las picaduras de insectos y la eliminación de granos. Por ejemplo los de tomillo, eucalipto, árbol del té, salvia, limón y lavanda.

- Fungicidas: Muy útiles en tratamientos de hongos, pie de atleta, tiña y otras enfermedades infecciosas. Por ejemplo, aceites esenciales del árbol de té, la mirra, el pachulí, la lavanda y la mejorana.

- Cicatrizantes: Este grupo de aceites ayudan en la regeneración de la piel tras pequeñas quemaduras, cicatrices o estrías. Por ejemplo la manzanilla, el neroli, la rosa, el incienso, la lavanda y el geranio.

- Contra insectos y parásitos: Ayudan a eliminar y alejar los insectos que pueden ocasionar algún tipo de molestias, como el geranio, la citronela, el clavo, el eucalipto y el espliego.

- Desodorantes: Ayudan en la desinfección de heridas o transpiraciones excesivas. Por ejemplo la lavanda, el enebro, el tomillo, la bergamota, la salvia y el lemongrass.

- Antiinflamatorios: Son aceites que ayudan contra los eczemas, los golpes o las torceduras leves. Por ejemplo la manzanilla, la lavanda y el romero.

Según sea el tipo de piel conviene aplicar un aceite esencial u otro:

- Piel normal o mixta: Geranio, jazmín, lavanda, neroli, rosa, ylang-ylang, manzanilla, limón, hinojo e incineso.

- Piel seca o madura: Manzanilla, incienso, palmarosa, pachulí, menta, rosa, sándalo, ylang-ylang, lavanda, caléndula, geranio, romero, neroli, mirra e hinojo.

- Piel grasa o con acné: Benjuí, bergamota, cedro, ciprés, geranio, pomelo, jazmín, enebro, limón, naranja, pachulí, hierbabuena, sándalo, árbol del té, menta y lavanda.

- Piel sensible: Manzanilla, jazmín, lavanda, neroli, rosa, palmarosa y sándalo.
- Eczema, psoriasis: Benjuí, manzanilla, incienso, jazmín, lavanda, pachulí, rosa y madera de sándalo.

Los mejores aceites portadores para cada caso son:

- Piel normal: Almendra, avellana, nuez de albaricoque, jojoba y argán.
- Piel seca: Almendras, aceite de oliva, hueso de albaricoque, aguacate, germen de trigo, zanahoria, jojoba y argán.
- Piel grasa: Almendra, avellana, nuez de albaricoque y semilla de uva.
- Piel madura: Almendra, avellana, almendra de albaricoque, germen de trigo, onagra, zanahoria, rosa mosqueta y granada.

Masaje con aceites esenciales

El ritmo de vida de hoy en día obliga a ir de un sitio a otro a toda prisa y dejan poco tiempo para tener tiempo libre. Quizá por ello la salud siempre queda relegada a un segundo plano. Es importante fijar una rutina de cuidados, prevención y mejora de nuestro estado, y en ello tiene vital importancia las sesiones de masaje.

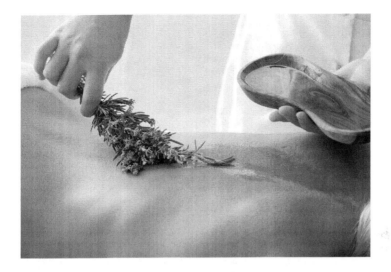

El masaje de relajación con aceites esenciales utiliza las maniobras del masaje sueco y la acción de los aceites esenciales con el fin de aliviar tensiones musculares y activar la circulación, eliminar toxinas y vivificar los tejidos. Y es que los aceites pueden ser estimulantes, relajantes, pueden acentuar la feminidad o la masculinidad, estimular el sistema inmunológico, etc.

En este sentido el masaje sueco es el más indicado para la aplicación de aceites esenciales, ya que sus movimientos resultan muy favorecedores. La técnica consiste en una serie de movimientos que tienen por objetivo favorecer tanto la afluencia de sangre hacia los músculos y tendones como el drenaje de la sangre y linfa con el fin de incentivar la eliminación de toxinas.

Podemos preparar aceites para masajes con aceites esenciales para cada ocasión y hasta combinar algunos y crear nuestros propios aceites para masajes:

- Limón: Para la circulación y problemas respiratorios, recomendado para la piel grasa, presión alta y asma.
- Eucalipto: Favorece la respiración y es bueno para la diarrea y los dolores musculares.
- Manzanilla: Es calmante, sedante y para pieles sensibles.
- Sándalo: Ayuda a la meditación, es relajante y armonizador. Para la piel seca.
- Lavanda: Bueno para reparar los músculos cansados, liberar las tensiones y limpiar el cuerpo.
- Enebro: Es ideal para masajes anticelulíticos, es desintoxicante.
- Incienso: Para la meditación. Es muy bueno para rejuvenecer la piel y para las estrías.

Perfume con aceites esenciales

La elaboración de perfumes contempla todo tipo de aromas que puedan tener un efecto determinado sobre el organismo: perfumes agradables, estimulantes, relajantes, etc. Preparar las propias fragancias es una práctica excelente y agradable que puede dar innumerables beneficios.

El ingrediente del que se parte es un aceite base que sirve para diluir los aceites esenciales. Los aceites puros son irritantes para la piel y pueden producir quemaduras. El aceite que se emplea para hacer perfume suele ser el de jojoba, ya que es una cera de textura ligera que regula la secreción de grasa de la piel.

El aceite de jojoba

El aceite de jojoba tiene muchos beneficios. Es uno de los ingredientes naturales más utilizados en productos de belleza tales como lociones o cremas hidratantes.

- El aceite de jojoba contiene muchas sustancias biológicas y minerales, lo que da la piel sana y natural que brilla intensamente.
- Ayuda a combatir las arrugas, estrías y celulitis.
- También es eficaz en condiciones de condiciones problemáticas de la piel como el eccema y la psoriasis.
- El aceite de jojoba calma la piel irritada y aumenta la producción natural de colágeno.
- También proporciona una protección eficaz contra el sol y combate los signos de envejecimiento como las arrugas y líneas finas.

Para crear el perfume es preciso combinar los distintos aceites esenciales para conseguir el perfume que más nos agrade. El perfume puede cambiar ligeramente durante su maduración, que suele ser de alrededor de dos semanas. Para su elaboración hay que seguir unos sencillos pasos:

- Colocar 10 ml de aceite de jojoba en un envase de cristal opaco.
- Mezclar los aceites esenciales dentro del aceite de jojoba, combinándolos en el siguiente orden: primero añadir entre tres y cinco gotas de aceites de nota baja. A continuación añadir diez gotas de aceites de nota media y, para finalizar, añadir diez gotas de aceites de nota alta.

- Pegar una etiqueta al envase con los ingredientes seleccionados.
- A continuación tapar herméticamente y dejar macerar durante quince días.
- Pasado este tiempo, aplicar unas gotas en un pañuelo y perfumar las muñecas y el cuello.

Baños con aromaterapia

Escoja un aceite y mézclelo con el aceite base. La mejor mezcla es alrededor de siete a diez gotas de aceite esencial por cada 30 ml de aceite base. Es el momento de llenar la bañera con el agua y el aceite esencial. El agua no debe estar demasiado caliente, con el fin de poder relajarse, y agregar el aceite esencial conforme el agua se va incorporando a este espacio.

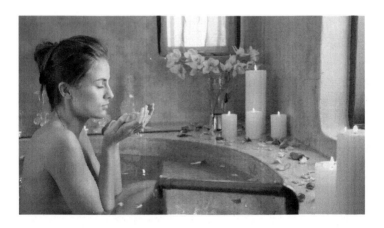

La mayor parte de las personas que toman baños de aromaterapia lo hacen para relajarse, por lo que también se pueden incorporar velas de aromaterapia o lámparas aromatizantes. La música suave también puede ser de utilidad para establecer un ambiente adecuado.

Cepille su piel en seco con una esponja vegetal antes de entrar en el agua. Además de mejorar la circulación se eliminará la piel muerta. El tiempo en el agua no debe superar los quince o veinte minutos. Se puede usar una almohada o pétalos de rosa para favorecer la relajación. También se puede poner un paño tibio sobre los ojos. Al salir, cubrirse con una toalla tibia, de cara a retener la humedad del cuerpo.

- Si queremos un baño relajante, añadiremos a la bañera aceites esenciales de lavanda, naranja y/o sándalo.
- Si por el contrario queremos un baño tonificante, emplearemos aceites esenciales de romero, menta y/o salvia.

Gárgaras con aceites esenciales

Uno de los dolores más molestos para continuar en el día a día es el dolor de garganta. Es incómodo porque impide tragar con normalidad y porque puede provocar dificultades para conciliar el sueño por las noches. El empleo de aceites esenciales puede ser una excelente solución que ayude a vivir de una manera más sana y aumente el bienestar general. Hay una serie de aceites que pueden mejorar esta situación:

- Menta: Se utiliza comúnmente para tratar el resfriado, la tos, la sinusitis, las infecciones respiratorias, la inflamación de la boca y la garganta. El aceite de menta alivia el dolor de garganta gracias a sus propiedades antioxidantes, antimicrobianas y descongestionantes, así como es eficaz para diluir el moco y su expulsión.
- Limón: El limón limpia las toxinas del cuerpo y se emplea para estimular el drenaje linfático y purificar la

piel. Para el dolor de garganta funciona perfectamente ya que es antibacteriano y antiinflamatorio.

- Eucalipto: Este aceite esencial estimula el sistema inmunológico, es antioxidantes y mejora la respiración. Su aceite esencial contiene cineol, una sustancia capaz de reducir la inflamación y mejorar el tratamiento del dolor.
- Orégano: El aceite esencial de orégano tiene propiedades antifúngicas y antivirales y es efectivo para prevenir y tratar los dolores de garganta.
- Clavo: El clavo tiene propiedades antifúngicas, antisépticas, antivirales, antiinflamatorias y estimulantes.
- Hisopo: El aceite esencial de hisopo tiene propiedades antisépticas y es efectivo para combatir las infecciones y matar a las bacterias.
- Tomillo: El tomillo es uno de los antioxidantes y antimicrobianos más fuertes. Este aceite puede ser utilizado para el sistema respiratorio, digestivo, sistema inmune, nervioso, y otros.
- Enebro: Este aceite esencial se utiliza para tratar eficazmente el dolor de garganta así como infecciones respiratorias, dolores musculares, artritis o fatiga. Posee propiedades antioxidantes, antibacterianas y antifúngicas.

Compresas frías o calientes

El empleo de paños fríos o calientes puede ser un buen recurso para tratar todo tipo de lesiones menores como esguinces, torceduras, problemas cutáneos, dolores musculares, etc.

Para ello utilizaremos un trozo de tela limpio y un recipiente con agua fría o caliente. Echaremos en la superficie del agua unas seis gotas de los aceites esenciales elegidos y dejaremos que el paño los absorba.

- En el caso de compresas frías se echa sobre el agua las gotas de aceite indicadas y se extiende el paño sobre la superficie sin sumergirlo, de manera que pueda absorberlas. Al paño en cuestión se le puede añadir hielo, ya que ayudará a desinflamar y a aliviar el dolor.

  ❖ Se recomiendan tres gotas de manzanilla y tres gotas de lavanda para aliviar dolores musculares.
  ❖ Tres gotas de menta y tres de mielenrama para desinflamar.
  ❖ Y tres gotas de manzanilla y tres de mejorana para las torceduras.

En el caso de compresas calientes se echarán las gotas de aceite en la superficie del agua y se extenderá el paño sobre ella de la misma manera que se procede en el caso de las compresas frías. Se retira, se escurre y se aplica sobre la herida durante unos veinte minutos.

❖ Para rasguños o arañazos se recomiendan tres gotas de árbol del té y tres de olíbano.
❖ Para cortes profundos o infectados incorporar tres gotas de mirra y tres de manuka.
❖ Para forúnculos o granos infectados se pueden mezclar tres gotas de bergamota y tres de ravensara.

Baño de pies

Es muy indicado para pies cansados, hinchados o doloridos. Al masajear los pies en remojo y frotar las plantas de los pies, los aceites esenciales se absorben a través de esta zona del cuerpo y pueden paliar dolencias de diversos puntos del cuerpo humano.

- Lavanda – relajante.
- Menta – tonificante, alivia dolores.
- Pachulí – ayuda a eliminar el mal olor en los pies.
- Alcanfor – para los dolores y la inflamación en el cuerpo.
- Eucalipto – antiinflamatorio.
- Árbol de té – ayuda a eliminar los hongos de los pies.

Inhalación de aceites esenciales

Es la manera más antigua y sencilla y, según algunos especialistas, la más recomendable para recibir los efectos de la aromaterapia. Se trata de inhalar el aroma de un aceite esencial para así transportar sus propiedades hacia todo el organismo. Se puede inhalar de un pañuelo, de una almohada o a través de sahumerios, vaporizadores o difusores que, a través del aumento de temperatura de las esencias hacen que el aroma se volatilice en el ambiente.

Para realizar una inhalación lo primero que hay que hacer es poner agua a hervir. Luego, añadir las gotas necesarias del aceite esencial, cubrirse la cabeza y la olla con una toalla e inhalar los vapores durante unos minutos. Nada más sencillo.

Los aceites esenciales más utilizados son los de eucalipto, menta y pino. También se puede hacer hervir el agua con plantas medicinales como las hojas y las bayas de eucalipto, el tomillo, la manzanilla y la menta. El efecto es más suave que con los aceites esenciales.

Es muy adecuado para los casos de resfriados, bronquitis, tos, sinusitis y sequedad respiratoria, ya que así se rehidratan las vías respiratorias y previene que la mucosidad no se acumule y acabe produciendo una infección.

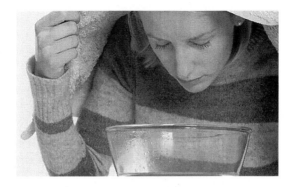

Hay dos tipos de inhalaciones:

- Inhalaciones secas: Para ello se pondrán unas gotas de aceites esenciales en un paño y se acercarán a la boca y a la nariz. Muchas personas suelen dejar un pañuelo empapado en la mesilla de noche para notar sus efectos mientras se duerme.
- Inhalaciones húmedas: Son las que se realizan con el vapor de agua.

Hacer baños de vapor e inhalaciones con aceite esencial de lavanda ayuda a expectorar y a relajar el sistema respiratorio en catarros y bronquitis. También podemos añadir unas gotas a un humidificador ambiental o en la almohada cuando vamos a dormir. Es particularmente eficaz en caso de tos infantil, cuando a los niños les entran esos terribles ataques de tos compulsiva.

7. Los principales aceites esenciales

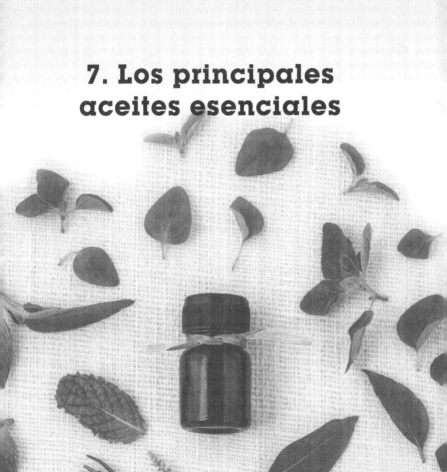

Un aceite esencial o aceite etéreo es una mezcla de varias sustancias químicas biosintetizadas por las plantas, que dan el aroma característico de algunas flores, árboles, frutos, hierbas, especias, semillas. Vamos a revisar en primer lugar los más conocidos:

Árbol del té

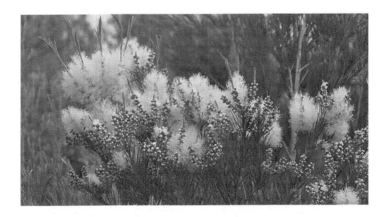

El aceite esencial del árbol del té se obtiene a partir de las ramas y las hojas de un pequeño árbol originario de Australia. Su aroma es medicinal, fuerte, áspero, persistente y penetrante.

Se considera que tiene numerosas propiedades antisépticas, por lo que se ha usado siempre para prevenir y tratar numerosas infecciones. Refuerza el sistema inmunitario, combate virus, hongos y bacterias, es un magnífico antiséptico.

La producción industrial del aceite del té consiste en un proceso de destilación mediante el tradicional sistema de método de vapor que produce diez litros de aceite esencial a partir de una tonelada de cosecha del árbol. En Australia existen más de 300 variedades del árbol del té, pero la que se emplea por sus propiedades curativas es la de la variedad denominada *Melaleuca alternifolia*. Este árbol crece de manera silvestre en terrenos pantanosos, por lo que su cosecha es ardua y peligrosa. De manera que, en los últimos años y para evitar estos inconvenientes, han proliferado las plantaciones controladas.

Los métodos de uso más comunes son: el baño, las compresas, los aceites y lociones de masaje, el quemador de esencias y las inhalaciones.

Sus aplicaciones son muy diversas:

- Es antimicrobiano: Combate todo tipo de microorganismos, ya sean bacterias u hongos. Por eso es un remedio natural famoso en la infección del pie de atleta.
- Se emplea como antiviral en casos de constipados y catarros, gripes o dolores de garganta y otitis.
- En dermatología, algunos especialistas, al igual que ocurre con el argán, lo recomiendan para tratar los granitos del acné leve, pero también en eczemas o dermatitis.
- Cicatrizante: El aceite de árbol de té favorece la cicatrización de heridas, ayudando también en su desinfección. Nunca se debe aplicar sobre una herida abierta,

ya que no puede entrar en la circulación bajo ningún concepto, sino alrededor.

- Antimicótico: Es muy efectivo para combatir infecciones causadas por hongos, tales como el pie de atleta o la candidiasis.

Bergamota

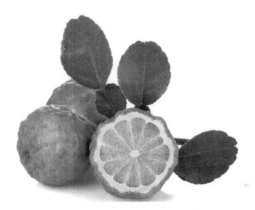

La bergamota es una fruta cítrica procedente del sur de Italia. Se cultiva principalmente por su aceite esencial, el cual se obtiene por expresión en frío de la cáscara del fruto. Además de sus aplicaciones medicinales y terapéuticas, el aceite es usado principalmente en perfumes y cosméticos.

El aceite de bergamota es fototóxico, por lo que no debe emplearse antes de una exposición a los rayos de sol o durante la misma. Y es que la bergamota tiene facilidad para irritar las pieles sensibles.

Las formas de uso de la bergamota son diversas:

- Vaporizadores y quemadores: En la terapia de vapor, el aceite de bergamota se puede utilizar para la depresión, el síndrome premenstrual y el trastorno afectivo estacional.
- Aceite de masajes y baños: Puede ser utilizado en un aceite de masaje o diluido en un baño para ayudar con el estrés, la tensión, síndrome premenstrual, problemas de la piel, depresión postnatal, resfriados y gripe, ansiedad, depresión y anorexia nerviosa.
- Mezclado en cremas y lociones: Como un constituyente de una crema o loción se puede utilizar para heridas y cortes, psoriasis, piel grasa, sarna, eczema, acné, herpes labial, así como varicela.

El aceite esencial de bergamota es reanimador, tranquilizante y relajante. Puede dar la sensación de lentitud. Estimula la sensación de paz y amor. Ayuda a la hora de tomar decisiones y favorece el equilibrio mental.

Alivia la tensión, la ansiedad, la negatividad extrema, la depresión. Puede curar el eczema, la psoriasis, el acné y la piel grasa. Para el dolor de garganta la bergamota puede utilizarse en forma de gárgara o enjuague bucal.

Cayeputi

Se trata de un árbol de tronco de color blanco, hojas simples y flores agrupadas en espigas terminales. Su origen procede de la India y puede llegar a alcanzar los 20 m de altura. Su aceite desprende una fragancia fina y aromática.

Sus taninos le confieren a la planta propiedades astringentes, además de una importante acción antiséptica y antibiótica. Es un primo hermano del árbol del té, muy eficaz para los problemas respiratorios. Se trata de un árbol perenne, vigoroso, de hojas puntiagudas. Su aroma es muy punzante, medicinal, con una suave nota frutal. No es tóxico ni irritante, pero puede causar sensibilización en los casos de piel delicada.

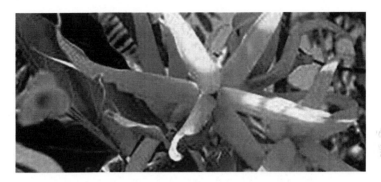

Se emplea en baños, compresas, en quemadores de esencias o aceite de masaje. Suele mezclarse bien con los otros aceites aunque también funciona bien solo.

En los casos de dolor de muelas, añadir 5-6 gotas de cayeputi a una compresa caliente y aplicarla al rostro en la zona afectada. En casos de esguinces y hematomas se puede aplicar un poco de aceite esencial directamente sobre la zona, como cura de primeros auxilios.

Otras afecciones físicas que suelen responder al cayeputi son: el acné, la artritis, el asma, la bronquitis, la neuralgia, la dermatitis, el dolor de oído, la gota, la laringitis, la psoriasis, el reumatismo, el dolor de garganta o la rotura de ligamentos.

- Para descongestionar la nariz inhalar dos gotas de cayeputi y cuatro de eucalipto.
- Para reforzar el organismo en procesos catarrales o gripales, tomar un baño con una gota de cayeputi, 4 de lavanda o bergamota, y hoja de laurel en un aceite

portador. Entonces, dar friegas con la mezcla en el pecho por la mañana y por la noche.

- Para dolores musculares, dar friegas suaves con una mezcla de cayeputi, nuez moscada y cardamomo en un aceite portador entre dos y tres veces al día.

Cedro

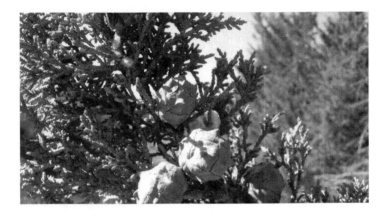

El aceite esencial de cedro se obtiene destilando al vapor trozos de madera de cedro, un árbol que crece en climas fríos y a grandes altitudes.

El aceite procedente de la madera es de color amarillo pálido y tiene fragancia a madera suave y cálida, con subtonos de sándalo, más dulce e intenso.

Tiene propiedades antisépticas que protegen al cuerpo de distintas infecciones. Otra propiedad importante es que alivia los espasmos en diversas enfermedades, incluyendo las vías respiratorias, los músculos, los intestinos, los nervios y el corazón.

Es un aceite diurético natural, muy beneficioso para tratar enfermedades como la hipertensión, la obesidad, la artritis, el reumatismo, la gota y las infecciones de las vías respiratorias.

Las personas enfermas de catarro o gripe pueden utilizar aceite esencial de cedro, pues elimina la flema y la infección de los pulmones y las vías respiratorias. También reduce los dolores de cabeza y la irritación de los ojos, y ayuda a conciliar el sueño.

Ciprés

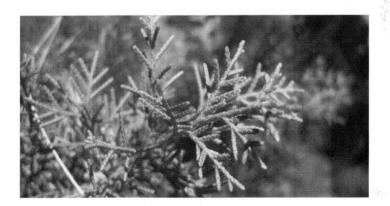

Es un árbol de hoja perenne y forma cónica que puede llegar a alcanzar gran altura. Su aceite se obtiene por la destilación por vapor de ramas y hojas, pero también su madera, sus flores y sus piñas. Su aceite esencial es color verde, con un aroma fuerte e intenso y notas dulzonas.

El aroma tonificante y fortalecedor se emplea como incienso purificador en Oriente. En cambio, en Occidente se utiliza su aroma fresco y fuerte en perfumes tanto masculinos como femeninos.

Gran aliado del sistema circulatorio, se utiliza para paliar la mala circulación. También resulta muy útil para el cuidado de la piel y el cabello.

Se emplea en los baños corporales, en el bidé, en los baños de pies, en el quemador de esencias o como loción de masaje.

Es de carácter astringente, por lo que se adapta a todo tipo de pieles, especialmente las grasas. También es un excelente antiséptico que puede servir para desinfectar heridas, acelerando su cicatrización. Su carácter antiespasmódico le confiere excelentes virtudes para la bronquitis, la laringitis y la tos persistente.

En baños templados sirve para estimular y reanimar los músculos doloridos después del ejercicio, pues tiene un efecto relajante y refrescante. En forma de masaje alivia los dolores musculares, los calambres, las contracturas y los espasmos.

Por su contenido en taninos tiene propiedades antihemorrágicas, en episodios con tos con expectoraciones, en encías sangrantes, hemorragias nasales, diarrea o disentería. En los casos de gingivitis o llagas de boca se aplican un par de gotas de este aceite en un vaso de agua para enjuagarse con la mezcla.

Las propiedades del aceite de ciprés pueden resumirse en:

- Alto contenido de taninos.
- Astringente.
- Antidiarreico.
- Antiespasmódico.
- Antiséptico.
- Desodorante.
- Diurético.
- Hepático.
- Sudorífico.
- Tónico sedante.

Eucalipto

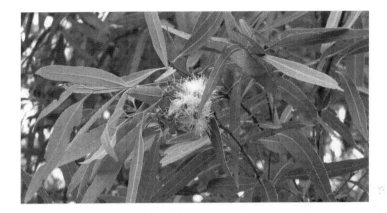

El eucalipto es un árbol de crecimiento rápido que puede llegar a alcanzar los 150 m de altura. Existen más de 700 especies, la mayoría de las cuales procedentes de Australia. Su
madera se emplea en la industria papelera, maderera o en la
obtención de productos químicos.

Los aborígenes australianos eran buenos conocedores de
sus propiedades medicinales: las tomaban habitualmente
para curar fiebres y catarros.

Su aceite esencial refuerza el sistema inmunológico, es un
antiséptico natural y un alivio para los estados gripales y catarrales. Es antitusivo y expectorante, siendo muy importante en
las inhalaciones de vapor. Además de este método también
se emplea en el baño y como aceite de masaje. En las inhalaciones se pueden hacer vahos con 10-15 gotas de este aceite
esencial en un tazón de agua hirviendo, entre dos y tres veces
al día. En Australia es conocido como «el árbol de la fiebre»
por su capacidad para bajar los estados febriles.

Es el remedio antiguo más popular para combatir los resfriados por su acción descongestiva, antiviral y bactericida. También es útil en las infecciones de tracto urinario, para el asma, el reumatismo y las molestias musculares.

En infecciones de oído se puede hacer una mezcla con 5 ml de aceite de oliva y dos gotas de aceite esencial de eucalipto, aplicando esta mezcla templada en cada oído.

Es muy útil para el masaje deportivo por sus cualidades como analgésico y antiinflamatorio, ya que tiene un poderoso efecto refrescante y generador de calor. Por ese motivo suele aplicarse en los casos de esguinces y torceduras. Para llevar a cabo este masaje basta con mezclar dos o tres gotas de aceite esencial de eucalipto en 10 ml de aceite vegetal de almendras dulces, aplicándolo luego en la zona dolorosa.

Nutrir el cabello con aceite esencial de eucalipto

Unas gotas de aceite de eucalipto con un poco de aceite de coco o aceite de oliva da al cabello una buena dosis de humectación. Esto es especialmente útil para evitar la caspa y la picazón. También, el aceite esencial de eucalipto se utiliza como un remedio natural para los piojos en lugar de tratamientos químicos.

Geranio

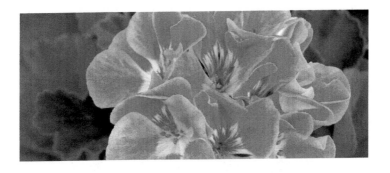

El aceite esencial, de color verde y muy fragante, se obtiene por destilación al vapor de los tallos, las hojas y las flores del geranio. Suelen emplearse tres tipos de geranios: el manchado, el geranio de San Roberto y el pelargonio rosa.

Este aceite posee múltiples propiedades, sobre todo articulares y para el cuidado de la piel. Además:

- Estimula el sistema linfático.
- Reduce la ansiedad y la depresión.
- Reduce la tensión pre-menstrual.
- Infecciones de la boca.

Se emplea en el baño, en el quemador de esencias, en loción y aceite de masajes.

El geranio es un regenerador celular importante, por lo que es muy útil como cicatrizante y en los casos de pieles atópicas o sensibles. En ocasiones se emplea, junto a un aceite de almendras, para limpiar el rostro y todo tipo de pieles grasas.

Es un gran aliado para las situaciones de estrés, en los casos de hiperactividad infantil o, en general, en los episodios de nervios, en las situaciones de desequilibrio hormonal, en la falta de confianza y autoestima, etc.

Hinojo

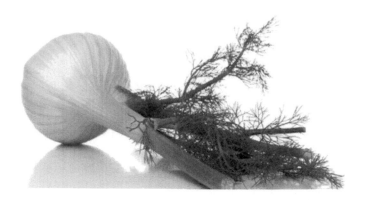

Se trata de una planta mediterránea que puede llegar a los 60 cm de altura. Sus hojas son de color verde, con forma triangular. Las flores, que se recolectan en verano, son de color amarillo y en su interior se halla un fruto estriado. Las raíces se deben arrancar en otoño. Todos los productos se deben dejar secar al sol y envasarse el aceite esencial en lugares herméticos. Su aroma es dulce, delicado, penetrante, recordando en parte al anís.

Suele emplearse este aceite en el baño, en el quemador de esencias y como aceite de masaje.

Se reconoce su gran acción antiséptica, su propiedad como relajante muscular y contra la celulitis. Es muy apreciado por sus propiedades digestivas, y por las mujeres que amamantan, ya que potencia la lactancia.

Una preparación de tres a cinco gotas de aceite esencial ayuda a aliviar los espasmos de estómago, los trastornos digestivos y hepáticos, las afecciones urinarias. También combate el estreñimiento y elimina las náuseas, la indigestión, los parásitos intestinales y los gases.

Los beneficios del hinojo pueden resumirse en:

- Aumenta la vitalidad y el dinamismo en aquellas personas cuyo cansancio mental y físico sea extremo.
- Desarrolla la fuerza de voluntad en personas que dudan siempre de sí mismas y de sus capacidades para lograr los objetivos que se proponen.
- Proporciona seguridad y confianza.
- Mejora las capacidades físicas y mentales de aquellos que suelen despertarse cansados y sin ganas de nada, o que se agotan con facilidad.
- Da fuerza, dinamismo y claridad mental.
- Ayuda a aumentar la autoestima, en especial en personas que se sienten sometidas a la voluntad de otros.

Incienso

El incienso se he empleado desde siempre con fines religiosos por los efectos que produce al quemarlo: aromatiza una estancia, relaja la mente e induce a un estado receptivo, y además desinfecta el aire.

El color del aceite es ámbar o amarillo verdoso y su fragancia es cálida, especiada, ligeramente picante.

El incienso se emplea en el baño, en compresas, en el quemador de esencias, en loción y también en aceite de masaje.

Entre los beneficios más importantes encontramos que es un aceite muy adecuado para la piel, que ayuda en los casos de cicatrices, arrugas, heridas o manchas. En el aparato respiratorio este aceite esencial mejora los casos de catarro, tos, bronquitis o asma, mientras que aumenta las defensas del organismo y previene la gripe y los resfriados.

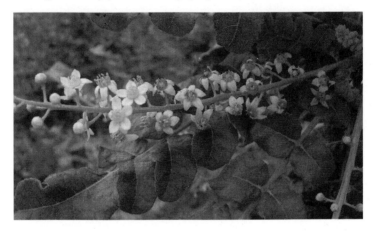

El aceite esencial de incienso tiene una serie de importantes contraindicaciones:

- No se aconseja su utilización en caso de embarazo.
- Puede irritar la piel.
- Solo debe emplearse como uso externo.
- No se aconseja su utilización en niños.

El incienso se puede agregar a una base de crema o loción para ayudar a mejorar el tono general y la condición de la piel, y a la vez reduce la piel grasa, rejuvenecer la más madura y al mismo tiempo ayuda a sanar heridas, úlceras y llagas.

Es uno de los mejores agentes para el tratamiento de las enfermedades respiratorias. Se reconoce su acción contra el asma. Su uso es beneficioso en los procesos inflamatorios en los pulmones, los bronquios, la nariz y la garganta. También se utiliza como expectorante, remedio para la tos, limpia los pulmones, favorece la oxigenación de la sangre.

Jazmín

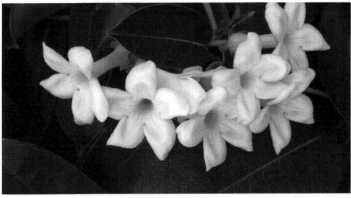

La planta del jazmín, que puede alcanzar los tres o cuatro metros de altura, tiene unas extraordinarias flores blancas de potente aroma. Es considerada una flor sagrada para los hindúes, quizá por sus propiedades curativas únicas. Existen alrededor de veinte especies distintas de jazmín, pero son fácilmente reconocibles por sus racimos de flores blancas.

El aceite esencial puede emplearse en el baño, como aceite facial o como loción. También es muy popular en el quemador de esencias.

Sus efectos sobre la piel son muy potentes, ya que relaja los músculos que están demasiado tensos debido a la ansiedad. El jazmín es de gran ayuda para calentar el espíritu y eliminar los bloqueos emocionales. Su uso regular ayuda a elevar la autoestima, aumenta la confianza y confiere una sensación de bienestar.

En resumen, las propiedades del aceite esencial de jazmín son las siguientes:

- Estimulante.
- Analgésico.
- Antiinflamatorio.
- Antiséptico.
- Bactericida.
- Es un excelente afrodisíaco.
- Emociones: muy útil para ayudar a elevar en ánimo, con propiedades antidepresivas. Relaja y libera estrés, ayuda a extraer emociones contenidas y a elevar la autoestima. Crea una sensación de paz y bienestar, calma la ansiedad.
- Belleza: su aceite tiene propiedades astringentes por lo que se utiliza en cremas, aceites y ungüentos para la piel.
- Efecto cálido y relajante, su fragancia eleva el espíritu, muy útil para crear atmósferas de meditación o visualización creativa.
- Bueno en aceites para masajes, relaja los músculos y alivia dolores y espasmos musculares.

Lavanda

Es un arbusto de hoja perenne, fácil de cultivar, que produce unas hermosas y perfumadas flores y que crece en la zona mediterránea.

Utilizada durante más de 2500 años, la lavanda ha servido desde siempre para limpiar la epidermis. Fenicios, árabes y egipcios la han utilizado como perfume para purificar su piel.

El aceite esencial es de color amarillo-verdoso, tiene un aroma dulce, floral, herbáceo, que recuerda a la madera.

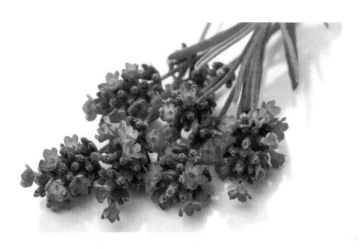

Se emplea en el baño, en compresas, como loción, aceite de masaje o en el quemador de esencias.

- Puede añadirse a la bañera o ducha para aliviar los dolores musculares y el estrés
- Se utiliza para masajear la piel como un alivio para el dolor muscular o articular, así como para problemas como quemaduras, acné y heridas, siempre que se diluya con un aceite portador.
- En inhalaciones o vaporizaciones: Puede utilizarse como un quemador de aceite o añadir unas cuantas gotas a un recipiente con agua caliente y posteriormente respirar en el vapor.
- En manos y pies: Añada una gota en un recipiente con agua tibia antes de remojar sus manos o pies.
- Se puede utilizar como compresa remojando una toalla en un recipiente con agua con unas cuantas gotas de aceite de lavanda. Aplique esto a esguinces o lesiones musculares.

La lavanda parece ayudar en casi todas las afecciones. Cuando alguien sufre un corte, una quemadura, una mordedura o una picadura, al aplicar aceite de lavanda, le servirá para aliviar el dolor y curar el tejido. Es, además, un agente bactericida de primer orden para el tratamiento del acné.

El aceite esencial de lavanda equilibra las funciones corporales. Tiene propiedades sedantes y tonifica el corazón. Por tanto, tranquiliza los nervios y reduce la hipertensión. Es muy recomendable para combatir las depresiones, el insomnio y los dolores persistentes de cabeza.

Su aceite esencial es muy beneficioso en afecciones propias de la mujer, como trastornos menstruales o reglas escasas y dolorosas. En estos casos se recomienda dar masajes en la zona lumbar y abdominal.

Mezcla de aceites esenciales para repelente de insectos

- 55 gotas de aceite esencial de limón o eucalipto.
- 15 gotas de aceite esencial de madera de cedro.
- 15 gotas de aceite esencial lavanda.
- 15 gotas de aceite esencial de romero.

Añadir los líquidos portadores en una pequeña botella de spray e incorporar los aceites esenciales. Agitar bien antes de usar. Será necesario volver a aplicar cada dos horas para obtener la máxima eficacia como repelente natural.

Limón

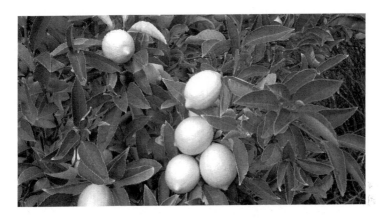

El limonero es un árbol originario del sudeste asiático que se introdujo en Italia hace ya 1.500 años y desde entonces se ha extendido por toda la región mediterránea. Su aceite es de color amarillo verdoso y se extrae de la corteza.

Se trata de un producto muy versátil que puede utilizarse de diversas maneras y para diferentes tratamientos, aunque uno de sus usos más habituales es en base a su olor, ya que ayuda a mejorar el estado de ánimo y la vitalidad.

Se emplea en el baño, en el quemador de esencias, como aceite o loción de masaje. El zumo de limón puede usarse como antiséptico o diluido en agua para hacer gárgaras.

La propiedad más importante del aceite esencial de limón es la producción de glóbulos blancos, que son los encargados de proteger y defender el cuerpo de sustancias ajenas perjudiciales o de infecciones. También es tonificante del sistema circulatorio, por lo que favorece notablemente las personas con problemas de trombosis o varices. Otra de las propiedades del aceite esencial de limón es su virtud antiséptica y diurética, que ayuda a contrarrestar la acidez del estómago, evitar hemorragias, aliviar úlceras gástricas, etc. Sus efectos favorecen la eliminación de sustancias de deshecho. También es carminativo, por lo que resulta muy útil para aquellas personas con gases. Sus propiedades astringentes permiten la regeneración de los tejidos dérmicos, así como su rápida cicatrización. Las propiedades antidepresivas del aceite esencial de limón lo convierten en uno de los aceites esenciales ideales para mejorar el estado de ánimo y favorecer el equilibrio emocional. También ayuda a mejorar la concentración y relajación mental.

Cómo hacer un aceite esencial de limón

- Pelar un limón, pero solo la parte amarilla de la piel. Ponerla en agua caliente más o menos durante un minuto para quitarle el amargor.
- A continuación incluir aceite de oliva y echarlo en una bolsa con autocierre. Añadir la piel del limón y cerrar la bolsa. Otra opción es incluir el aceite de oliva y las cáscaras del limón dentro de un recipiente que pueda soportar altas temperaturas.
- Meter en el baño maría para que se infusiones durante tres horas.
- Después dejar reposar hasta el día siguiente.

Manzanilla

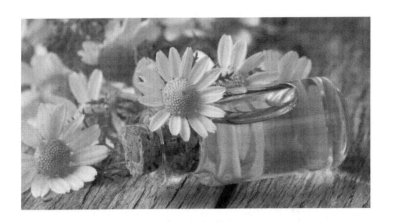

La manzanilla es una hierba muy popular que tiene un tallo peludo, hojas de color verde grisáceo y flores en los centros amarillas con los pétalos blancos. El aceite esencial se produce a partir de la flor de la planta. Su fragancia es cálida, dulce, herbácea y ligeramente afrutada.

El aceite se extrae por destilación al vapor de las flores de la manzanilla alemana y de toda la planta en el caso de la manzanilla romana. El aceite de la primera es azul oscuro y el de la segunda más claro y verdoso.

Se emplea en el baño, en compresas, en el quemador de esencias, en aceite o en loción de masaje.

El aceite de manzanilla es muy utilizado por su eficacia par combatir problemas estomacales, digestivos, erupciones de la piel... y por sus propiedades analgésicas, antiinflamatorias y aromáticas.

Entre las bondades y propiedades del aceite de manzanilla encontramos:

Julianne Dufort

- El aceite de manzanilla ayuda a combatir problemas estomacales y digestivos.
- Aplicaciones para la piel y el cabello.
- El aceite de manzanilla tiene propiedades analgésicas y antiinflamatorias.
- El aceite de manzanilla tiene propiedades aromáticas.
- Combate la arteriosclerosis.
- El aceite de manzanilla posee calmantes y relajantes, colirio natural.

Otros usos del aceite esencial de manzanilla son:

- Alivio de migrañas, de dolores de cabeza y crisis nerviosas al utilizarlo en un quemador o en un difusor.
- Alivio de las alergias, los cólicos, el insomnio, el dolor muscular, al mezclarlo con un aceite de masaje o diluido en el baño.
- Es calmante de las quemaduras solares al añadirlo a cremas y lociones.
- Es eficaz en los casos de amigdalitis al mezclar en agua para hacer gárgaras.

Mejorana

La mejorana es una planta salvaje que se utiliza básicamente en cosmética y cuyas flores proporcionan un aceite esencial muy aromático. Para los griegos era un símbolo de la felicidad, quizá por ello las novias llevaban un ramo el día de su boda.

El aceite, de color amarillo pálido, se obtiene a partir de las últimas floraciones y de las hojas de esta hierba.

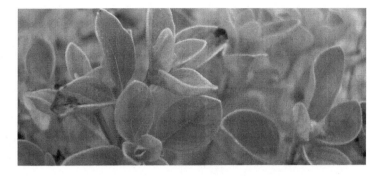

Se emplea en el baño, en el quemador de esencias, como aceite o loción de masaje, si bien hay gente que puede dejar unas gotas sobre la almohada para beneficiarse de sus propiedades expectorantes.

Es un aceite sedante, calmante y reconfortante, en especial para las personas mayores. Combate el insomnio y trata los problemas de estrés. La mejorana calienta el cuerpo y reconforta la mente, aplacando la hiperactividad. Es un remedio eficaz contra los dolores musculares, sobre todo si se ha realizado un esfuerzo físico, eliminando la sensación de frío y la pesadez en las piernas.

Reduce los cólicos intestinales y las indigestiones, aliviando los espasmos menstruales en el caso de las mujeres.

El aceite de mejorana tiene beneficios para la salud por sus propiedades:

- Tiene propiedades relajantes, por lo que está indicado para tratar casos de estrés, nerviosismo o insomnio.
- Sus propiedades sedantes también lo recomiendan para aliviar dolores musculares o reumáticos.
- Posee propiedades digestivas, puede calmar espasmos estomacales o cólicos.

Melisa

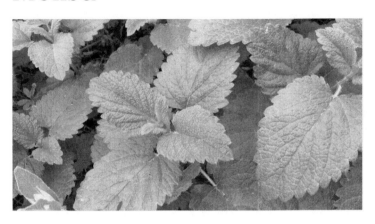

La melisa es una planta perenne que puede llegar a los 80 cm de altura, con tallos rectos, angulosos y unas hojas que emanan una suave fragancia cercana a la del limón. Originaria del Asia menor, florece en primavera.

Su infusión es uno de los remedios más utilizados para aplacar los nervios, reducir la ansiedad, la irritabilidad nerviosa, la jaqueca y los ataques de pánico.

Se emplea en el baño, en el quemador de esencias y como aceite o loción de masaje.

Es un aceite ideal para aquellas personas que padecen taquicardias o arritmias, relaja los músculos y elimina los espasmos musculares. Cura el dolor de oído, reduce el de muelas y combate las migrañas.

También, en forma de gárgaras, elimina el mal aliento y combate el dolor estomacal. Se emplea para curar heridas, llagas y acné.

Los efectos psicológicos de la melisa son:

- Tranquiliza y relaja el sistema nervioso central, combatiendo el insomnio, las cefaleas y migrañas.
- Calma las emociones en los estados de hipersensibilidad, histeria, conmoción, pánico y miedo.
- Calma los pensamientos y las emociones violentas.
- Consuela a los afligidos, ayudando a enfrentarse con una pérdida y proporciona una perspectiva positiva, recuperando la depresión, ansiedad y angustia.
- Purifica la mente, aliviando las preocupaciones que no tiene motivo de ser.
- Mejora la memoria y la concentración.
- Equilibra y armoniza el clima familiar.
- Aumenta la posibilidad mejorar la fortuna.
- Atrae dinero.
- Aleja los malos espíritus.
- Purifica las personas y los ambientes, eliminando las cargas negativas.

Menta

Originarias de Europa, las distintas variedades de la menta se han logrado extender por todo el orbe terrestre. Cultivada desde la antigüedad por sus propiedades medicinales, florece entre los meses de julio a septiembre en los lugares poco soleados y humedales.

Tiene un efecto analgésico, antimicrobiano, antiinflamatorio, astringente y expectorante, sirviendo también como tónico nervioso.

Se emplea en el baño, en el quemador de esencias, como aceite o loción de masaje.

Su aceite esencial desprende un aroma a mentol, refrescante y penetrante, con notas de salidas balsámicas y dulces. Se suele utilizar en procesos febriles por su acción refrescante. Es expectorante y, debido a su acción analgésica, alivia el dolor de cabeza provocado por la congestión.

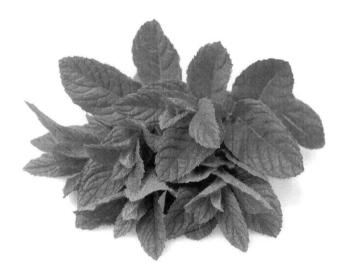

También tiene un efecto calmante ante diversos dolores y actúa eficazmente en casos de insomnio y estrés, además de mitigar cualquier problema derivado de la tensión nerviosa. Su acción sobre el tracto digestivo es un remedio para trastornos de este sistema, siendo especialmente beneficioso sobre la zona hepática. Además, es eficaz frente a cólicos e indigestiones.

Los usos de la menta para la salud pueden resumirse en:

- Refrescante y analgésico en golpes, quemaduras y lesiones inflamatorias.
- Baja la fiebre y estimula la sudoración.
- Excelente para dolores de cabeza y migraña.

- Eficaz en dolores musculares, dolor de pies y reuma.
- Aparato respiratorio (bronquitis, ronquera, antiespasmódico, expectorante, para inhalaciones es el más eficaz de los aceites esenciales).
- Alivia la tensión premenstrual.
- Alivia las picaduras.
- Acción refrescante en quemaduras del sol.
- Estimula el sistema nervioso y ayuda en la fatiga mental.
- Aumenta la creatividad y la vitalidad.

Nerolí

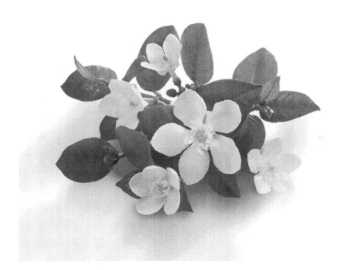

El nerolí se destila a partir de las flores del naranjo amargo. Su color es amarillo pálido y el aroma de tipo floral con subtonos agridulces.

Solía cultivarse en las partes occidentales de la India, África oriental e Himalaya hasta que se extendió su cultivo por toda el área mediterránea.

La mayoría de las partes del naranjo son valoradas por su fragancia fuerte y atractiva. Quizá por ello se utiliza tanto en perfumería y cosmética. El aceite esencial procede de la cáscara de la naranja, de las hojas y de las flores.

Se emplea en el quemador de esencias, en el baño o como aceite de masaje.

El aceite se emplea para aliviar los estados febriles, calmar el nerviosismo, combatir los parásitos y disminuir la presión arterial. El nerolí trabaja para estimular el crecimiento de nuevas células. Es muy apreciado por su aroma y por sus efectos relajantes: tiene la virtud de aliviar los estados de ansiedad, las palpitaciones del corazón, alivia el insomnio y previene los estados relacionados con el estrés o la depresión.

Algunas formas de utilizar el aceite esencial de nerolí son:

- Humedecer un poco algodón, añadir una gotita de aceite y frotarlo ligeramente sobre la piel para tratar el acné.
- Mezclarlo con una crema base para ayudar a regenerar la piel.
- Poner unas gotas en un difusor para combatir la depresión, ansiedad, estrés y problemas digestivos.
- Mezclar unas gotas con un aceite portador y hacer un masaje en todo el cuerpo para ayudar a mejorar la circulación.

Aplicar unas gotas en una compresa caliente o fría para aliviar dolores de cabeza y neuralgia.

Aliviar el malestar premenstrual mezclando algunas gotas en el agua del baño.

Pachulí

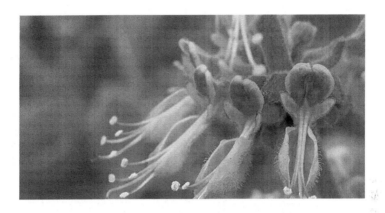

Se trata de una hierba frondosa procedente de los climas tropicales en el sudeste asiático. Hoy en día se cultiva en China, Malasia, India, Indonesia y Filipinas. El aceite se extrae de las hojas fragantes y de las flores blancas y violetas de la planta. Es espeso, de color amarillo claro y con un aroma fuerte.

Se emplea en el baño, en compresas, en el quemador de esencias o como aceite de masaje.

Hasta hace unos años se trataba de una flor muy popular que se empleaba en perfumería, ya que se decía transmitía amor y armonía. Tenía la virtud de poder calmar un estado de ánimo angustiado, siendo muy útil en los momentos de indecisión.

Está indicado para los problemas cutáneos, como eccemas, dermatosis, escamas, grietas, micosis, arrugas y cicatrices. En definitiva, es un regenerador cutáneo.

También es muy útil para las infecciones intestinales o como estimulante digestivo.

Se aplica aceite esencial de pachulí en los problemas circulatorios, en casos de hemorroides, varices, celulitis y retención de líquidos. Es un potente antiinflamatorio y descongestivo.

El aceite puede ayudar en los casos de:

- Inflamación: ayudar a calmar la inflamación o irritación.
- Infección fúngica: inhibe el crecimiento de hongos y le brinda protección contra infecciones notorias.
- Resfriados y gripe: el aceite puede reforzar su sistema inmunológico para ayudar a evitarlos resfriados y la gripe.
- Fiebre: ayuda a combatir las infecciones que causan la fiebre y reduce la temperatura del cuerpo.
- Problemas sexuales: estimula las hormonas sexuales para aumentar el deseo sexual. Es útil para la impotencia y disfunción eréctil.
- El aceite es un tónico que ayuda a promover el bienestar general gracias a tonificar el estómago, el hígado y los intestinos.

Petit grain

El naranjo amargo o petit grain ofrece un aceite esencial de olor muy agradable que aporta relajación y armonía.

Es un árbol que se cultiva en zonas de África, Brasil, Francia, Italia y Paraguay. Su zumo y su cáscara contienen un químico estimulante que se emplea en el baño, en el quemador de esencias o como loción de masaje.

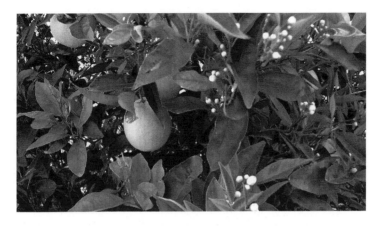

Debido a su acción tonificante sobre el sistema nervioso, el aparato digestivo y la piel, se trata de un aceite esencial con un importante efecto sedante. Alivia la ansiedad, el agotamiento nervioso y las afecciones relacionadas con el estrés, en especial el insomnio.

Este aceite es un buen remedio para la flatulencia y la dispepsia provocadas por el llamado "estómago nervioso". También es útil para el tratamiento de acné y de las afecciones causadas por una piel grasa. A nivel mental y espiritual, el petit grain disipa los estados negativos, permite a la energía positiva que despeje la mente de dudas y miedos.

Pomelo

El árbol del pomelo puede llegar a alcanzar los cinco o seis metros de altura, tiene la copa redondeada y el ramaje poco denso. Produce flores fragantes y un fruto de cáscara gruesa, carnosa.

Julianne Dufort

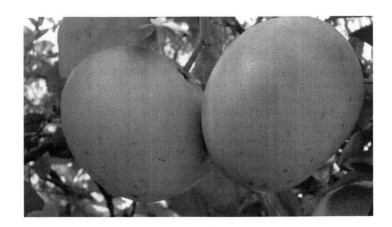

El aceite esencial del pomelo tiene virtudes astringentes, antisépticas, antiinflamatorias, relajantes, diuréticas, estimulantes del sistema digestivo. Es un potente antioxidante natural que se emplea para combatir el acné por su suave efecto exfoliante.

Se emplea en el baño, en el quemador de esencias, como aceite de masaje o como loción.

Es una esencia muy positiva, ya que aporta alegría y energía, y ayuda a abrir la mente y el espíritu ante cambios y nuevas experiencias.

En aromaterapia, al inhalarse, puede frenar los dolores de cabeza, la fatiga mental y la depresión.

Uno de los más reconocidos beneficios del aceite esencial es su efecto positivo sobre el sistema linfático, que desempeña un papel importante en los mecanismos de desintoxicación del cuerpo. Al utilizar el aceite esencial de pomelo, se impulsa la actividad de las glándulas linfáticas, evitando problemas como la retención de líquidos, la mala circulación, las alergias o la celulitis.

El aceite esencial de pomelo es también conocido por sus efectos antimicrobianos y por ser capaz de reforzar el sistema inmunológico, evitando daños por oxidación celular, como el envejecimiento prematuro, los problemas de visión, la mala audición o los problemas del sistema nervioso.

Romero

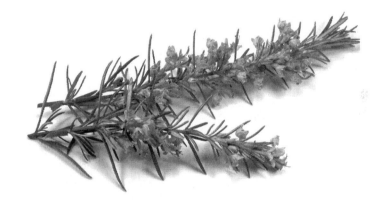

Este arbusto se utiliza en diversas aplicaciones desde hace miles de años. Formaba ya parte de la dieta de la dieta de griegos y romanos, empleándose como una de las principales plantas medicinales. Se cultiva en climas templados y en la zona mediterránea.

La extracción de los aceites esenciales se realiza por medio de procesos de destilación. Es intenso, concentrado, casi nunca se utiliza puro ya que se diluye en otros componentes. Su color es amarillo pálido y su aroma es herbáceo, intenso, semejante al de una mezcla de lavanda y alcanfor. Es uno de los ingredientes principales de las aguas de colonia.

Se emplea en el baño, en compresas, en el quemador de esencias, en aceite de masaje o en inhalaciones de vapor.

A menudo se utiliza para aliviar las flatulencias, el dolor estomacal, el estreñimiento y la distensión. También funciona para estimular el apetito.

Además de sus beneficios aromaterapéuticos ofrece alivio a la congestión de garganta y en el tratamiento de las alergias respiratorias, en resfriados, dolor de garganta y gripe. Su acción antiséptica lo hace muy útil para el tratamiento de infecciones respiratorias.

Este aceite esencial es útil para aliviar los dolores musculares y dolores de las articulaciones. Además:

- Retrasa el envejecimiento de la piel.
- Favorece la memoria y la concentración.
- Estimula el funcionamiento de la vesícula biliar.
- Utilícelo para combatir la retención de líquidos.
- Ayuda a expulsar la mucosidad acumulada de las vías respiratorias.
- El aceite esencial de romero estimula la circulación de la sangre.
- Contribuye a regular la menstruación.
- Favorece el buen funcionamiento del sistema digestivo.
- Combate la somnolencia debido a su efecto estimulante.
- Ayuda a mitigar el acné y regular la grasa.
- El aceite esencial de romero mejora los síntomas del reumatismo y la gota.
- Acelera la cicatrización de las heridas.
- Mejora la piel irritada y sensible, con eczema y dermatitis.

- Fortifica el cuero cabelludo y estimula el crecimiento del cabello.
- Es un remedio natural para combatir la caspa.
- Alivia la tos, los resfriados y gripes.

Rosa

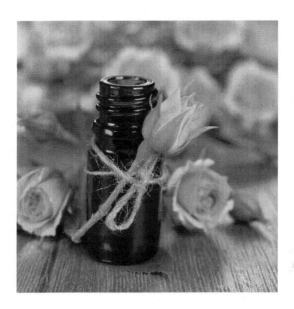

La planta es un arbusto originario de las zonas templadas del hemisferio norte. Hay más de cien especies de rosas. El aceite de rosa damascena o rosa de Damasco es de las esencias más maravillosas que existen en la naturaleza. Para obtener un litro de aceite de rosa son necesarias entre tres y cinco toneladas de pétalos. Sus extraordinarias propiedades regeneradoras hacen que la piel se hidrate, equilibre y calme gracias a su contenido de Omega 3, Omega 6 y vitamina E, que es un poderoso antioxidante.

Se emplea en el quemador de esencias, en el baño o como aceite facial.

En su trabajo sobre la piel, le otorga brillo, belleza y salud. Sus propiedades astringentes le permiten absorber el exceso de grasa que forman las molestas espinillas y manchas. Su acción cicatrizante hace secar y desaparecer los puntos de grasa de la piel.

Pero además de sus aplicaciones para la cosmética, es un excelente tónico para el hígado y el intestino, pues actúa como regulador y estimulante. Por otra parte, facilita la expectoración de la mucosidad en los bronquios.

Aporta vitalidad y energía al corazón, combate la tristeza, la depresión y los pensamientos negativos. También se le atribuyen propiedades afrodisíacas.

Además:

- Cólicos menstruales: la aplicación del aceite mezclado con otros aceites (lavanda, salvia y aceite de almendras) por vía tópica puede reducir los dolores menstruales.
- Síntomas de la menopausia: se puede obtener una mejoría en los síntomas a través de masajes con este aceite esencial.

Salvia

Con capacidad para alcanzar los 70 cm de altura, la salvia presenta unas flores de color violeta o azulado que se cultiva principalmente en el área mediterránea.

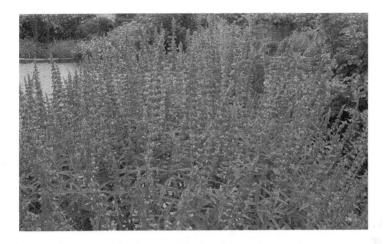

El aceite es de color amarillo claro, con aroma fresco. Por sus propiedades antisépticas y cicatrizantes se emplea en los problemas de la piel. Sus efectos son antiinflamatorios y analgésicos, aunque también se utiliza en los problemas musculares y articulatorios.

Se emplea en el baño, en el quemador de esencias, como aceite o loción de masaje.

La salvia hace aumentar la secreción biliar, es antiespasmódica y relajante de los músculos del estómago. La presencia de alcanfor y canfeno en este aceite esencial le confiere acciones fúngicas para combatir los hongos, así como para las propiedades microbianas.

Lucha contra las infecciones bacterianas que puedan producirse en el organismo, pero quizá uno de los aspectos más valiosos sea su empleo como poderoso antioxidante en el tratamiento de la piel y para combatir el envejecimiento. Así, previene las arrugas, la flacidez de piel y músculo, el mal funcionamiento del cerebro y la degeneración general de los tejidos.

Ayuda en la digestión, calma el estómago y mejora la funcionalidad de todo el sistema digestivo contra inflamaciones causadas por los ácidos excesivos. El aceite esencial de salvia acelera la eliminación de toxinas de la sangre a través de la excreción o sudoración y por lo tanto, purifica la sangre, actuando como un depurativo.

Internamente la salvia se utiliza para:

- Las inflamaciones de las vías respiratorias superiores: garganta, tos, gripe, tuberculosis…etc.
- Para las afecciones gástricas e intestinales: reduciendo los procesos inflamatorios, en las digestiones pesadas, diarreas y vómitos.
- Para eliminar la acidez: en casos de hernia de hiato o gastritis.
- Para disminuir los dolores de la menstruación y facilitar el vaciado sanguíneo: evitando los problemas que conlleva como dolor de cabeza, retención de líquidos, irritabilidad general…etc.
- Para aumentar la testosterona.
- Para regular las hormonas.
- Para disminuir el nivel de azúcar en la sangre.
- Para mejorar el funcionamiento de la mente en los enfermos de Alzheimer.
- Para reducir la sudoración excesiva combatiendo el mal olor corporal y de los pies.

Sándalo

El sándalo es un árbol de hoja perenne que puede alcanzar los diez metros de altura. Su tronco es de color pardo y sus ramas son delgadas. Originario de la India, crece en la actualidad en toda Asia.

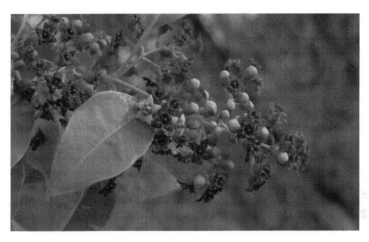

Desde la antigüedad se ha empleado el aceite esencial para embalsamar cadáveres, aunque su madera también sirve para la construcción de muebles y viviendas. El de mejor calidad procede de la zona de Mysore.

El aceite esencial se obtiene por destilación al vapor de astillas, es de color amarillo suave o verdoso y es intenso, dulce, sensual y muy masculino.

Se emplea en el baño, en compresas, en el quemador de esencias y en inhalaciones, como aceite o loción de masaje.

El sándalo es un ingrediente importante en cosmética y un efecto curativo importante sobre los problemas de piel, en especial el acné. Tonifica y alivia el picor, la inflamación y trata la piel deshidratada. Erupciones, cicatrices, eccemas, psoriasis y caspa son algunos de los problemas que puede ayudar.

También es uno de los más eficaces en el tratamiento del dolor de garganta, la bronquitis y las infecciones urinarias.

Tiene un efecto calmante sobre la mente y el espíritu. Ayuda a aliviar las preocupaciones, los miedos, la ira y el resentimiento.

Los beneficios del aceite esencial de sándalo son:

- Antiséptico: Ayuda a proteger las heridas internas y úlceras de infecciones. Cuando se aplica sobre la piel, protege heridas, llagas, y espinillas de contraer la infección.

- Antiinflamatorio: Alivia todo tipo de inflamaciones en el sistema digestivo, nervioso, circulatorio y excretor.

- Antiespasmódico: Relaja los nervios, músculos y vasos sanguíneos.

- Astringente: Puede inducir contracciones en las encías, músculos y piel, que ofrece ventajas como una mejor fuerza muscular.

- Desinfectante: Su fragancia mantiene a distancia microbios e insectos pequeños por lo que es ampliamente utilizado en las varillas de incienso, aerosoles y fumigantes.

- Emoliente: calma la piel, alivia la inflamación y la irritación, cura las infecciones, y promueve una sensación fresca.

- Expectorante: Combate las infecciones que causan los resfriados o la gripe.

- Refuerzo de la memoria: el aceite mejora la memoria y estimula la concentración. Mantiene tu cerebro relajado y evita el estrés y la ansiedad innecesaria.

- Tónico: Calma el estómago y el aparato digestivo, circulatorio y nervioso.

Ylang Ylang

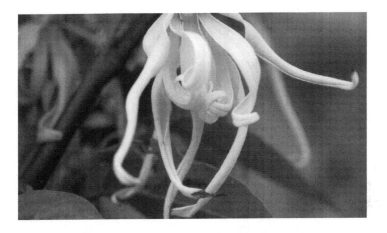

De crecimiento rápido, el árbol del ylang suele alcanzar los 20 metros de altura. Su corteza es lisa, de color grisáceo, y forma una copa ancha y con ramas largas. Las flores tienen forma de estrella y segregan un perfume de olor muy agradable.

Las flores son muy ricas en aceites esenciales. Su esencia es muy cotizada para la fabricación de perfumes, champús, cremas faciales y lociones corporales.

Se emplea en el baño, en el quemador de esencias, como aceite facial o como loción de masaje.

Sus propiedades relajantes y estimulantes hacen que este aceite sea muy utilizado para tratar casos de depresión o tristeza. Ayuda a la relajación, calma la ansiedad y ayuda a descansar por la noche. Su aroma penetrante y dulce mejora el ánimo y estimula las sensaciones positivas.

8. Embarazo y postparto

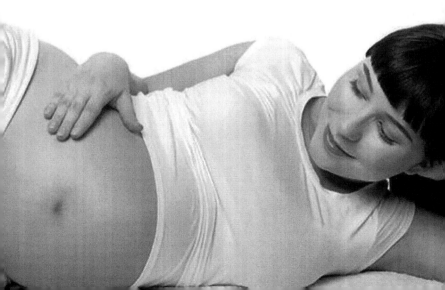

Uno de los objetivos de la aromaterapia durante el periodo de gestación es que la mujer pueda vivir en plenitud y de una manera relajada tan importante momento. La mujer tiende a estar sensible y muy emotiva, debido a los cambios hormonales que se están produciendo en su cuerpo.

Aunque se trate de uno de los episodios más excitantes de la vida de una mujer, también es un momento en que se presentan problemas desagradables, miedos y preocupaciones que hay que abordar. Y es que los sentimientos se transmiten al bebé en la gestación dentro del vientre. Es muy perjudicial, pues, absorber discusiones, traumas emocionales, impresiones, depresiones, tensión y preocupaciones.

Es una época que hay que favorecer la alimentación sana, pero también el amor, la paz, la armonía y la relajación, los sentimientos cálidos, la comunicación afectuosa con la pareja y con el resto de la familia.

El cansancio es un obstáculo que hay que superar, pues la vida sigue su rumbo como antes: hay que hacer las labores de casa, continuar la vida profesional, cuidar de los otros hijos…

La aromaterapia y los aceites esenciales están ahí para ayudar a la mujer: hay aceites tranquilizantes, fortificantes y reanimadores, pero también se pueden emplear técnicas de relajación como la meditación.

Durante el embarazo pueden producirse problemas de salud tales como dolor de espalda, estreñimiento, desmayos o náuseas, periodos de insomnio, cambios en la piel, presión sanguínea, varices, retención de líquidos, etc.

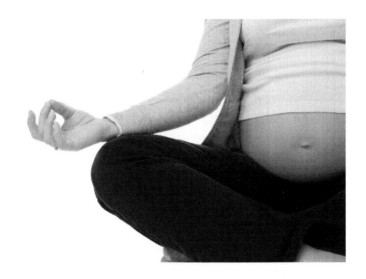

Molestias típicas durante el embarazo

Las estrías son atrofias cutáneas en forma de líneas sinuosas de color blanquecino o amoratado que, localizadas en el tejido conjuntivo, se observan por transparencia a través de la epidermis.

Se pueden disminuir las molestias ocasionadas por las estrías masajeando dos veces al día las zonas afectadas con aceites vegetales, como el aceite de Argán, de almendras dulces o de aguacate, o bien con los de rosa mosqueta y jojoba, previamente diluidos.

Estos aceites hidratan en profundidad gracias a sus propiedades antioxidantes y regeneradoras y su alto contenido en vitamina E. Esto hará que las estrías sean menos visibles.

También tiene efectos cicatrizantes el aceite de semillas de sésamo, con un alto contenido en vitamina K. El gel de aloe vera puede resultar muy útil para tratar las estrías de zonas como la barriga si el parto sucede por cesárea.

En cualquier caso, los masajes deben ser circulares y muy suaves para que el aceite penetre bien en la piel, lo que servirá para llegar a un estado de relajación profunda.

Recetas antiestrías:

- 250 ml de aceite de almendras, 10 gotas de aceite esencial de lavanda y 10 gotas de petitgrain.
- Aceite de almendras, coco o jojoba, 25 ml de aceite de germen de trigo, 25 ml de aceite esencial de lavanda, seis gotas de aceite esencial de naranja y seis gotas de aceite de geranio.

Otras molestias típicas

Existen otras molestias típicas durante el embarazo, pero siempre existe una aplicación aromaterápica para combatirlas:

- Náusea matinal: petit grain, naranja dulce. Se puede aplicar en un pañuelo o en la almohada por la noche. A la mañana siguiente puede añadirse una gota de menta o de cardamomo o de jengibre a un difusor de esencias.
- Desequilibrio emocional: geranio, mandarina, sándalo. Se pueden preparar en brisa o en ambientador.

- Dolor de espalda: pueden emplearse compresas o bien un baño relajante. El agua ayuda a descansar los músculos doloridos. Probar con lavanda, incienso, manzanilla y jengibre.
- Estreñimiento: aplicar en una base de crema en el abdomen. También sirve en forma de compresas. Naranja, mandarina, pimienta, jengibre. Probar masaje de reflexología en pies.
- Venas varicosas y hemorroides: ciprés, lavanda, limón y geranio, aplicados en crema o gel.
- Insomnio: aplicar a la almohada, al pijama o bien en difusor de aceites por la tarde/noche con aceites esenciales como lavanda, naranja, mandarina, ylang ylang y sándalo.

Aceites esenciales durante el embarazo

Durante los primeros meses de embarazo el masaje se debe realizar sobre los brazos o sobre el cuello y los hombros; es recomendable que en los primeros no se realice ningún otro tipo de masaje. A partir del quinto mes se pueden masajear los hombros y las extremidades con aceites esenciales. También se puede aplicar ligeramente aceite en el abdomen para prevenir las estrías. Y durante las etapas más avanzadas se puede concentrar el masaje en los hombros, el cuello, el rostro y la cabeza, las extremidades, los pies y los tobillos.

- Durante los primeros cuatro meses los aceites esenciales recomendados son el pomelo, bergamota, naranja, melisa o sándalo. Por ejemplo, para controlar la ansiedad y relajarse se puede realizar un masaje con tres gotas de sándalo y tres de melisa.

- De cinco a siete meses de embarazo: se pueden prevenir las estrías con una mezcla de aceite de almendras con tres gotas de incienso y tres gotas de limón y masajear las piernas y los costados del abdomen. Para las piernas y tobillos hinchados por la retención de líquidos se pueden usar compresas frías con agua que se mezclará con seis gotas de ciprés.
- Después de los siete meses, se pueden agregar en dosis bajas manzanilla, salvia esclarea, lavanda, rosa y romero para masajes y baños relajantes.

Aceites esenciales para el alumbramiento

Hacia el final del embarazo los aceites esenciales pueden ser usados para preparar al útero para el parto. Se pueden añadir tres gotas de aceite esenciales de rosa a tres cucharadas soperas de la mezcla mencionada antes para combatir las estrías, de cara a que el útero adquiera una mayor elasticidad. El de jazmín también puede ser un excelente tónico uterino. Además:

- Durante el parto: Hacer inhalaciones de una mezcla de aceite esencial de lavanda, neroli y amaro que ayudará a mitigar los dolores durante el alumbramiento.
- Tras el parto: Con el fin de reducir los moretones y el exceso de sangrado es recomendable realizar baños de asiento con aceite esencial de lavanda y ciprés en una base hidrosoluble.

- Para amamantar: De cara a favorecer la alimentación del pecho se aconseja el aceite esencial de hinojo en una crema base. También la aplicación de compresas con aceite esencial de geranio y ciprés en una base vehicular puede ayudar a prevenir y aliviar la mastitis.

Precauciones durante el embarazo

Aunque la aromaterapia aporta numerosos beneficios, existen algunos aceites esenciales que deben evitarse. Entre los que desaconsejados están los que contienen cetonas (abortivos y neurotóxicos), los que tienen actividad estrogénica (como las salvias) y aquellos con una elevada concentración de fenoles, aldehídos, aromáticos, mentol o eucalipto.

No deben usarse los siguientes aceites esenciales durante el embarazo:

- *Salvia officinalis ssp officinalis* (salvia oficinal).
- *Cedrus atlantica* (cedro del Atlas).
- *Rosmarinus officinalis alcanfor* (romero qimiotipo alcanfor).
- *Hyssopus officinalis* (hisopo oficinal).
- *Mentha piperita* (menta piperita).
- *Lavandula stoechas* (cantueso).
- *Mentha pulegium* (poleo).
- *Eugenia caryophyllus* (clavo de especie).
- *Satureja montana* (ajedrea).
- *Origanum compactum* (orégano).
- *Thymus vulgaris o timol* (tomillo quimiotipo timol).
- *Trachyspermum ammi* (ajowan).

- *Cinnamomum cassia* (canela de China).
- *Cinnamomum verum corteza* (canela corteza).
- *Cymbopogon martinii var. motia* (palmarosa).
- *Thymus vulgaris o geraniol* (tomillo quimiotipo geraniol).
- *Monarda fistulosa* (monarda fistulosa).

9. Recetas para los más pequeños

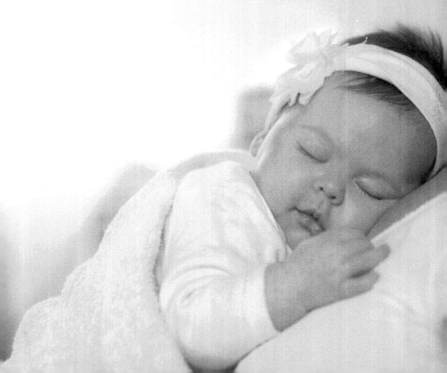

La aromaterapia ofrece grandes beneficios a la hora de tratar algunos pequeños trastornos habituales que sufren los más pequeños: resfriados, problemas digestivos, hiperactividad, problemas dermatológicos, etc.

Para los bebés

En la India se masajea a los recién nacidos con aceite de oliva, ya que ello fortalece sus extremidades y nutre la piel. Si la piel del bebé está seca, se puede masajear con aceite de almendra mezclándolo con un poco de aceite de oliva. En cualquier caso es mejor no emplear aceites minerales porque secan la piel.

No deberían tratarse a los bebés con aceites esenciales cada día. El máximo aconsejado es de dos a tres veces por semana, ya sea en un quemador de esencias, en el baño o en aceite de masaje. Los demás días se puede masajear al bebé con un aceite suave, tipo almendra o albaricoque.

Si se desea utilizar el quemador de esencias, debe hacerse en un recipiente lo bastante hondo como para que pueda contener el agua vaporizándose durante un par de horas. No deben usarse aceites esenciales puros sobre una fuente de calor. Mantenga los aceites vaporizados alejados del rostro y de la cabeza del bebé, ya que la inhalación directa resultaría excesiva para un niño tan pequeño.

- Para bebés de dos semanas a dos meses son adecuados los siguientes aceites esenciales: manzanilla, eneldo, eucalipto, lavanda, nerolí y rosa.

- Para bebés de más de dos meses: Se puede añadir bergamota, hinojo, incienso, jengibre, naranja dulce, pachulí, petit grain, romero, palisandro, sándalo y ylang ylang.

Aplique las siguientes fórmulas en estos casos:

- Para un baño relajante: Use una gota de lavanda o de manzanilla romana. Antes de añadir el aceite esencial al agua agréguele 15 ml de aceite de almendras o de leche entera, agitando bien el agua.

- En el caso de cólicos: Añadir 3 gotas de eneldo a 50 ml de aceite en base si el bebé tiene menos de dos meses y dos gotas de eneldo y una gota de hinojo a 50 ml de aceite base. Masajee la barriga del bebé con movimientos circulares y repita la operación en la zona de la espalda.

- En el caso de diarrea: Mezcla una gota de aceite esencial de jengibre con una gota de limón o de manzanilla, y use la mezcla en una compresa. Si se aplica como masaje debe hacerse siempre con suavidad.

- En el caso de dificultades respiratorias: Utilícese el incienso, que alivia los músculos pectorales y calma la ansiedad. También se puede vaporizar lavanda y naranja dulce. Para un aceite de masaje, añada una gota de lavanda con una gota de naranja dulce a 50 ml de aceite de almendra dulce. Masajee entonces el pecho y la espalda.

- En el caso de estreñimiento: Puede probar con un aceite de masaje que contenga una gota de romero y una gota de naranja dulce o de hinojo agregados a 50 ml de aceite base.

- En el caso de sueño perturbado: Añada una gota de rosa y una gota de manzanilla a 50 ml de aceite base y masajee. O bien vaporice dos gotas de incienso o una gota de lavanda y una de bergamota al quemador de esencias. Si pretende emplearlo en el baño añada una gota de petit grain y otra de ylang ylang al agua.

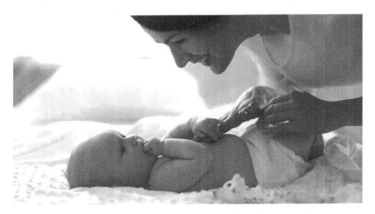

En el caso de niños

La lista de aceites esenciales para niños es reducida, pero hay tres que pueden resultar muy útiles en determinadas circunstancias:

- El aceite esencial de lavanda: tiene propiedades antiinflamatorias y regeneradoras cutáneas que permiten aliviar problemas de la piel como eccemas, pieles irritadas o quemaduras. Además de sus beneficios cicatrizantes, antibacterianos y antifúngicos cura heridas y picaduras.

- El aceite esencial de mandarina: combate el estrés y el insomnio y calma la ansiedad gracias a sus propiedades sedantes, calmantes y relajantes. Además, sus beneficios digestivos reducen las náuseas y la indigestión en los niños mayores de 30 meses.
- Aceite esencial de manzanilla: gracias a sus propiedades sedantes y calmantes resulta un aceite esencial beneficioso para reducir el nerviosismo y combatir el insomnio. Además, sus propiedades antiinflamatorias, analgésicas y digestivas ayudan a combatir el prurito o irritaciones y problemas en las pieles sensibles de los niños, así como las indigestiones.

En el caso de adolescentes

Los aceites esenciales pueden ayudar notablemente al adolescente en su adaptación al cambio, el mejoramiento de la autoestima, el conocimiento de sí y en el desarrollo de una identidad equilibrada.

- Para reequilibrar las emociones y recuperar la memoria: utilizar aceite esencial de romero que equilibra el sistema hormonal, tanto en hombres como mujeres. Es un aceite útil para los momentos de cambios importantes en la vida, no solo la adolescencia, también la menopausia, la andropausia o la vejez.
- Para encontrar consuelo en momentos de desamparo: se puede emplear el aceite esencial de lavanda, que tiene la virtud de aliviar cualquier dolor del cuerpo y del alma. Se puede aplicar en el plexo solar y será muy útil para los casos de hiperactividad, para conciliar el sue-

ño o para solucionar problemas de comportamiento y restablecer el marco afectivo.

- Para liberarse de posibles frustraciones: utilizar aceite esencial de manzanilla romana que, además, libera a los jóvenes de sueños angustiosos y pesadillas.

- Para tener confianza: el aceite de mejorana es lo mejor para estas ocasiones, ya que actúa directamente sobre el sistema simpático y parasimpático. Y es que este sistema es el responsable de conseguir un estado de relajación, una buena digestión, un ritmo cardiaco regular y un desarrollo normal de la sexualidad.

- Para reencontrarse con uno mismo: Utilizar aceite esencial de rosa de Damasco, que trae la calma al corazón más perturbado.

Además de estas perturbaciones psicológicas, los adolescentes acostumbran a ver una serie de cambios físicos que operan en su cuerpo en esta época:

- Se puede emplear aceite esencial de salvia, que tiene propiedades regenerativas, para aquellos casos en los que aparece el cabello graso. Se puede añadir un par de gotas del aceite esencial a una base de champú y acondicionador.

- El aceite esencial de limón es antibacteriano y astringente.

- El de ylang ylang fortalece el cabello a modo de tónico capilar.

- Para los casos de insomnio utilizar: Lavanda, manzanilla, jazmín, benjuí, neroli, rosa, sándalo, mejorana dulce y ylang ylang.

- Para los casos de náuseas y vómitos: Menta, jengibre, limón, naranja, eneldo, hinojo, manzanilla, salvia sclarea y lavanda.

Bibliografía

Alfonso García, Carmen, *Aromaterapia esencial,* Editorial LIBSA, Madrid, España.

Baudoux, Dominique, *Aceites esenciales,* Editor Inspir.

Baudoux, Dominique, *Por una cosmética inteligente,* Amyris ediciones, 2010.

Buesa, C.; J. M. Echarri; C. Torrecilla, *Desarrollo de la alimentación funcional en Cataluña,* Barcelona, 2005.

Deiters. J.O., *ABC der Aromatherapie,* München, Verlag Peter, 1997.

Fernández-Pola, J. *Cultivo de plantas medicinales, aromáticas y condimenticias,* Barcelona. Ed. Omega, 2001.

Franchomme, Pierre y Penoël, D., *L'aromatherapie exactement,* Ed. Roger Jollois, 2001.

Gümbel, Dietrich, *Aceites esenciales y aromaterapia,* Barcelona, Ed. Integral, 1994.

Lawless, Julia, *Aceites esenciales para aromaterapia,* Madrid, Ed. Susaeta, 2003.

Lawless, Julia, *Aromaterapia,* Madrid, Ed. Susaeta, 2003.

Lomazzi, Giuliana, *Aromaterapia,* Ediciones TIKAL, Madrid.

Mailhebiau, Philippe, *La Nouvelle Aromatherapie,* Ed. Jakin, 1994.

Price, Shirley, *Aromaterapia,* España, Ed. Aldaba, 1989.

Sanz Bascuñana, Enrique, *Cúrese con la aromaterapia,* Editorial Vital, 2000.

Sanz Bascuñana, Enrique, *Aromaterapia,* Editorial Hispano Europea, 2011.

Tisserand, Robert, *El arte de la aromaterapia,* Barcelona, Ed. Paidós, 1994.

Wildwood, Chrissie, *La aromaterapia en casa,* Madrid, Ed. Susaeta, 2003.

Wildwood, Christine, *Guía fácil de aromaterapia,* Ed. Robinbook, 2001.